VIVENDO COM A HIPERTENSÃO

UM GUIA AMIGÁVEL PARA UMA VIDA MAIS SAUDÁVEL!

Editora Appris Ltda.
1.ª Edição - Copyright© 2023 dos autores
Direitos de Edição Reservados à Editora Appris Ltda.

Nenhuma parte desta obra poderá ser utilizada indevidamente, sem estar de acordo com a Lei nº 9.610/98. Se incorreções forem encontradas, serão de exclusiva responsabilidade de seus organizadores. Foi realizado o Depósito Legal na Fundação Biblioteca Nacional, de acordo com as Leis n°s 10.994, de 14/12/2004, e 12.192, de 14/01/2010.

Catalogação na Fonte
Elaborado por: Josefina A. S. Guedes
Bibliotecária CRB 9/870

L533v
2023
	Leite Jr, Maurilo
	    Vivendo com a hipertensão : um guia amigável para uma vida mais saudável! / Maurilo Leite Jr, Fernanda Mattos. – 1. ed. – Curitiba : Appris, 2023.
	    148 p. : il. ; 23 cm.
	
	    ISBN 978-65-250-4156-8
	
	    1. Hipertensão arterial. 2. Qualidade de vida. 3. Sal. I. Mattos, Fernanda. II. Título.
	
	                                                                        CDD – 616.132

Livro de acordo com a normalização técnica da ABNT

Appris
editora

Editora e Livraria Appris Ltda.
Av. Manoel Ribas, 2265 – Mercês
Curitiba/PR – CEP: 80810-002
Tel. (41) 3156 - 4731
www.editoraappris.com.br

Printed in Brazil
Impresso no Brasil

Maurilo Leite Jr.
Fernanda Mattos

VIVENDO COM A HIPERTENSÃO

UM GUIA AMIGÁVEL PARA UMA VIDA MAIS SAUDÁVEL!

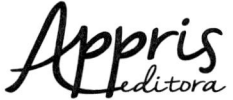

FICHA TÉCNICA

EDITORIAL	Augusto Vidal de Andrade Coelho
	Sara C. de Andrade Coelho
COMITÊ EDITORIAL	Marli Caetano
	Andréa Barbosa Gouveia (UFPR)
	Jacques de Lima Ferreira (UP)
	Marilda Aparecida Behrens (PUCPR)
	Ana El Achkar (UNIVERSO/RJ)
	Conrado Moreira Mendes (PUC-MG)
	Eliete Correia dos Santos (UEPB)
	Fabiano Santos (UERJ/IESP)
	Francinete Fernandes de Sousa (UEPB)
	Francisco Carlos Duarte (PUCPR)
	Francisco de Assis (Fiam-Faam, SP, Brasil)
	Juliana Reichert Assunção Tonelli (UEL)
	Maria Aparecida Barbosa (USP)
	Maria Helena Zamora (PUC-Rio)
	Maria Margarida de Andrade (Umack)
	Roque Ismael da Costa Güllich (UFFS)
	Toni Reis (UFPR)
	Valdomiro de Oliveira (UFPR)
	Valério Brusamolin (IFPR)
SUPERVISOR DA PRODUÇÃO	Renata Cristina Lopes Miccelli
ASSESSORIA EDITORIAL	Priscila Oliveira da Luz
REVISÃO	Camila Moreira
PRODUÇÃO EDITORIAL	William Rodrigues
DIAGRAMAÇÃO	Bruno Ferreira Nascimento
CAPA	João Vitor

AGRADECIMENTOS

Esta obra contou com a participação inestimável de colegas da área de saúde, de nosso convívio profissional, cuja participação nos trouxe um colorido especial em cada tema aqui abordado no decorrer dos capítulos. Por este motivo, citaremos cada um deles, com seus valorosos currículos, neste texto, como forma de agradecimento devido à grande contribuição na construção deste guia. São eles:

Beatriz Amado Penedo Leite é médica nefrologista, mestre em Nefrologia pela UFRJ, especialista em Nefrologia pela Sociedade Brasileira de Nefrologia, médica nefrologista do Hospital Universitário Clementino Fraga Filho (HUCFF/UFRJ) e do Hospital Federal de Bonsucesso.

Gustavo Gavina é médico cardiologista, mestre em Ciências Cardiovasculares pela UFF, especialista em Cardiologia pela Sociedade Brasileira de Cardiologia (SBC) e médico cardiologista do grupo multidisciplinar do PROCIBA/HUCFF/UFRJ. É professor de Propedêutica Clínica na Faculdade de Medicina Souza Marques.

Ian Rigon Nicolau é mestre em Enfermagem pela UFF, especialista em Saúde da Família, enfermeiro sênior do Núcleo Silvestre de Saúde e Prevenção e coordenador da pós-graduação de Envelhecimento Saudável da Masterpós. Integrou, por nove anos, a equipe multiprofissional do Centro de Referência em Obesidade (RJ).

João Régis Ivar Carneiro é doutor em Biologia Molecular e Celular pela Fundação Oswaldo Cruz, professor adjunto de Clínica Médica da Faculdade de Medicina da UFRJ e médico coordenador do PROCIBA/HUCFF/UFRJ.

José Carlos do Vale Quaresma é professor assistente da Faculdade de Medicina da UFRJ e médico do Programa de Reabilitação Cardiovascular e do PROCIBA/HUCFF/UFRJ.

Monica Vianna é doutora em Psicologia Clínica pela Universidade Católica do Rio de Janeiro (PUC-Rio), psicóloga e pesquisadora do Laboratório Interdisciplinar de Pesquisa e Intervenção Social (Lipis/PUC-Rio) e coordenadora de psicologia do PROCIBA/HUCFF/UFRJ.

Nelia Mendes é doutora em Psicologia Clínica pela PUC-Rio, psicóloga e pesquisadora do Lipis/PUC-Rio e do Serviço de Psicologia Médica do HFSE/RJ — equipe de cirurgia bariátrica.

Vívian Coimbra é nutricionista clínica, doutoranda em Ciências Nutricionais, mestre em Nutrição Clínica e pós-graduada em Nutrição Clínica pela UFRJ.

PREFÁCIO

Vivendo com a hipertensão: um guia amigável para uma vida mais saudável!, de Maurilo e Fernanda, é uma obra muito interessante para leigos de uma doença da qual, aparentemente, não havia mais nada para se falar. Com certeza, a vivência pessoal de Maurilo com a hipertensão permitiu que as informações médicas fossem por ele transmitidas com mais facilidade para o hipertenso comum.

A ideia de que a hipertensão é uma doença crônica e que depende de vários tipos de cuidados é muito bem esmiuçada neste livro. Após o diagnóstico definitivo de hipertensão, deverá haver opções de mudança de alguns estilos de vida muito arraigados no dia a dia. Maurilo, didaticamente, ensina como essas mudanças deverão ser aprendidas e fundamentalmente aplicadas. Restrições alimentares ocorrerão, porém, a implementação dessas mudanças evitará complicações cardiovasculares mais sérias.

A insistência com que os autores abordam a necessidade absoluta na redução da ingestão de sal (cloreto de sódio) é fundamental. O sal é mais um condimento do que uma substância fundamental que deva ser ingerida. Na prática, a maioria dos alimentos industrializados já contém quantidades maiores do que necessitamos diariamente. O fato de virmos desde o nascimento sendo expostos a quantidades cada vez maiores de sal, nos torna quase que dependentes do seu acréscimo na preparação dos alimentos. Já tentou comer batata frita ou pipoca sem sal? Portanto, as alternativas apresentadas são muito importantes para a redução desse fator complicador no controle da hipertensão.

A obesidade é outro flagelo que a humanidade vem presenciando nas últimas décadas. A oferta cada vez maior de alimentos com alto teor calórico, o aumento do sedentarismo, o consumo inadequado de frutas e o aumento no nível de ansiedade, compensada pela maior ingestão de alimentos — principalmente doces —, fazem da obesidade o seu fenótipo. O problema é que a hipertensão está quase sempre presente. Dessa maneira, Maurilo e Fernanda tiveram a sabedoria de propor um cardápio bastante variado, bonito e apetitoso.

Esta obra trata-se de um segredo revelado para um controle da hipertensão e de proteção cardiovascular mais adequados. Portanto, comece logo a ler este livro, deixe de ser um Hipertensildo (personagem criado para a obra) e tenha uma vida saudável e feliz.

Wille Oigman

Professor titular de Clínica Médica na Universidade Estadual do Rio de Janeiro (UERJ) e Fellow Hypertension Alton Ochsner Foundation, EUA

SUMÁRIO

INTRODUÇÃO 11

UMA NOVA FORMA DE VIVER 14

CONTROLE DA PRESSÃO ARTERIAL 18

SAÚDE CARDIOVASCULAR, DIABETES, SOBREPESO E OBESIDADE 24

A NOVA VIDA: NOVOS HÁBITOS E ADAPTAÇÕES 30

A BUSCA POR UMA VIDA TRANQUILA E SAUDÁVEL 34

ALGUMAS REGRAS PARA UMA VIDA MAIS SAUDÁVEL ... 38

O SURGIMENTO DE UMA DOENÇA 46

O PASSAR DOS ANOS 50

O ESTRESSE, A ANSIEDADE E A FOME 56

MANTENHA-SE ATIVO! 66

O QUE VALE A PENA COMER? 72

O PRAZER NA COZINHA 84

RECEITAS ... 95

CAFÉ DA MANHÃ E LANCHES ... 97
- Pão de abóbora ... 98
- Pão de queijo *low carb* ... 100
- Panqueca prática de linhaça ... 102
- *Waffle light* de aveia ... 104

ALMOÇO ... 107
- *Ratatouille* aromático ... 108
- Espetinho misto com legumes ... 110
- Escondidinho de inhame com falsa carne-seca ... 112
- Arroz com ervilhas ... 114
- Feijão com ervas ... 116
- Macarrão oriental de arroz ao sugo ... 118
- Bacalhau à moda espanhola com legumes ... 120

JANTAR ... 123
- Pizza vegana colorida de couve-flor ... 124
- Hambúrguer de tilápia com toque de limão ... 126
- Cachorro-quente vegano ... 128
- Batata-doce palha caseira ... 130
- Frango à parmegiana com ervas e especiarias ... 132
- Caldo de mandioca com espinafre ... 134

SOBREMESAS ... 137
- Gelatina fácil de uva ... 138
- Pudim de chia ... 140
- Doce de compota de abóbora ... 142

CONSIDERAÇÕES FINAIS ... 144

INTRODUÇÃO

Durante alguns anos, estive me programando para escrever este livro com o intuito de levar ao público a minha experiência com a busca e a preservação da saúde. Temos uma vida repleta de atividades, tais como trabalho, estudo, responsabilidades, lazer etc., momentos em que estamos focando em diversos assuntos e ações que podem nos distanciar do cuidado com o nosso corpo e mente, com a nossa saúde. E é este cuidado especial que deveríamos enfatizar em muitas ocasiões de nossas vidas, situações das mais diversas e, chego a dizer, das mais antagônicas, como quando assumimos o lazer e as obrigações com escola ou trabalho, por exemplo. Em outras palavras, nosso cuidado com a saúde necessita estar presente em todas as ocasiões de nossas vidas, independentemente do dia e do humor. A atenção com a nossa saúde deveria ser um estado permanente, uma base, um ponto de partida. Deveria ser algo que faz parte de nós, do nosso caráter, que está incorporado a nossa personalidade e que, acima de tudo, nos dê felicidade e alegria de viver.

O olhar assim voltado para a saúde não deveria se constituir em sacrifício. Muitos têm a árdua trajetória do emagrecimento, com exercícios físicos e dietas, na maioria das vezes, indesejáveis e até inaceitáveis. Outros são hipertensos, com grandes dificuldades para diminuir o sal em suas refeições. Outros são diabéticos, com restrições dietéticas para o controle glicêmico. Em geral, para todos esses, o cuidado com a saúde é sempre um sacrifício, em menor ou maior grau, sobretudo quando, na convivência e comparação com indivíduos sadios, sem dietas prescritas e restrições, são levados a sentirem um cerceamento de seus desejos, para o qual não estão preparados. Para alguns, esse é o primeiro passo para a depressão, que dificultará que mantenham a trajetória proposta para o seu tratamento.

Ninguém se sente confortável com restrições, sendo impedido de comer ou beber algo que parece normal e livre para a maioria. E essa maioria, sem restrições para os alimentos e hábitos, transforma-se em nossas referências. Frente a isso, tornamo-nos ainda mais doentes. Vale ressaltar que, em muitas ocasiões, o grupo de indivíduos com total liberdade para se alimentar com o que desejar não constitui uma maioria, principalmente em se tratando de pessoas acima dos 45 e 50 anos de idade. Muitos apresentam problemas como diabetes e, sobretudo, hipertensão e, infelizmente, ainda não identificaram tais problemas. Sendo assim, acredito que se todos os indivíduos tivessem acesso a um serviço médico que lhes fornecesse investigação, prevenção e tratamento ao longo de suas vidas, muitos que hoje se consideram isentos da necessidade de se alimentar de forma mais adequada e racional estariam mais vigilantes sobre sua alimentação, o que resultaria em mais saúde e maior felicidade.

As dietas e os medicamentos podem ter um significado de vida sem sabor. Uma vida de preocupações, em franco declínio, enquanto restrições e medicamentos só tendem a aumentar. Esse quadro sombrio parece nos desesperar em alguns momentos, mas por quê? Apenas porque estamos diante de algo que adquirimos e passamos a cuidar. Hoje, sabemos o que temos e seguiremos nos conservando e preservando. Não podemos ser iguais, jamais seremos. Estamos diante de nossa própria trajetória, nossa adequação com nosso corpo. Nossa natureza necessita de cuidados próprios solicitados pela nossa genética. Somos muito distintos em nossa biologia, assim como somos em nossas mentes, nossa alma. Para cada um de nós, estão reservados os cuidados específicos para a manutenção de nosso bem-estar, que mora na preservação de nossa saúde, a qual transcende o sabor do alimento para se transformar no sabor da autopreservação, cujo prazer é incomparável.

O sacrifício ao qual nos referimos, caracterizado por uma série de mudanças impostas pelo tratamento médico e aconselhamento nutricional, por meio de novas propostas de hábitos de vida, como atividades físicas e, principalmente, nova abordagem alimentar, acaba, de alguma forma, fazendo parte do cotidiano de milhões de indivíduos em todo o mundo. A obesidade, por exemplo, é crescente na maioria dos países do ocidente. Nos Estados Unidos, a prevalência de obesos em 2017 e 2018 era de 42,4% da população em adultos, e de 18,57% entre as crianças e adolescentes. Esses números estão entre os maiores do mundo e têm como fatores marcantes os hábitos alimentares e a vida sedentária. No Brasil, desde meados dos anos 1970, Fernanda comenta que passamos por uma importante transição nutricional, com a redução nos índices de desnutrição e aumento na população com obesidade.

Em 2021, de acordo com o sistema de Vigilância de Fatores de Risco para Doenças Crônicas Não Transmissíveis do Ministério da Saúde (Vigitel), já apresentávamos, na população de adultos, uma prevalência de obesidade de 22% para homens e 22,6% para mulheres. Não devemos nos esquecer de que entre o biotipo normal e a obesidade se encontra o sobrepeso, o qual também está relacionado a uma maior tendência a doenças como hipertensão e diabetes. Segundo essa mesma pesquisa, o sobrepeso alcançou níveis assustadores, atingindo 57,2% de prevalência em ambos os sexos no Brasil. Já a hipertensão arterial, independentemente do peso corporal, alcança níveis de prevalência em torno de 40% da população mundial acima de 25 anos. Importante ressaltar que esses números aumentam com a idade. Trata-se de dado realmente assustador, tendo em vista as graves consequências desse grande mal.

O objetivo deste livro é o de oferecer a todos os sabidamente hipertensos, independentemente de idade, presença, ou não, de doenças como diabetes, doenças cardíacas, obesidade e outras, uma experiência de prática clínica e de vida como paciente. A prática médica nos ensina e nos dá subsídios acerca da abordagem aos pacientes hipertensos, particularizando tratamento e estratégias para controle da hipertensão arterial. No entanto, a experiência como paciente trouxe um conhecimento muito especial, algo que não aprendemos nas universidades: a arte de conhecer o nosso próprio corpo e suas necessidades, ou seja, somos todos bem diferentes e precisamos entender nossas próprias adequações. Podemos viver felizes, basta seguirmos o que cada um de nós merece e pode em nossas vidas.

Lembrem-se: não são restrições e sim adequações. A vida com a hipertensão pode e deve ser igualmente prazerosa. Podemos entendê-la e, assim, evitamos grandes restrições no futuro.

UMA NOVA FORMA DE VIVER

"Sempre gostei de alimentos salgados. Era hipertenso sem conhecimento, sem sintomas. Nada me fazia questionar sobre alguma possibilidade de estar hipertenso. Nesse momento, o dano ocorre sem informar. Subitamente, descobri a hipertensão arterial e, após exame laboratorial, deparei-me com o fato de que, ainda que incipiente, já apresentava sinais de diminuição do funcionamento dos rins, muito provavelmente em consequência da hipertensão".

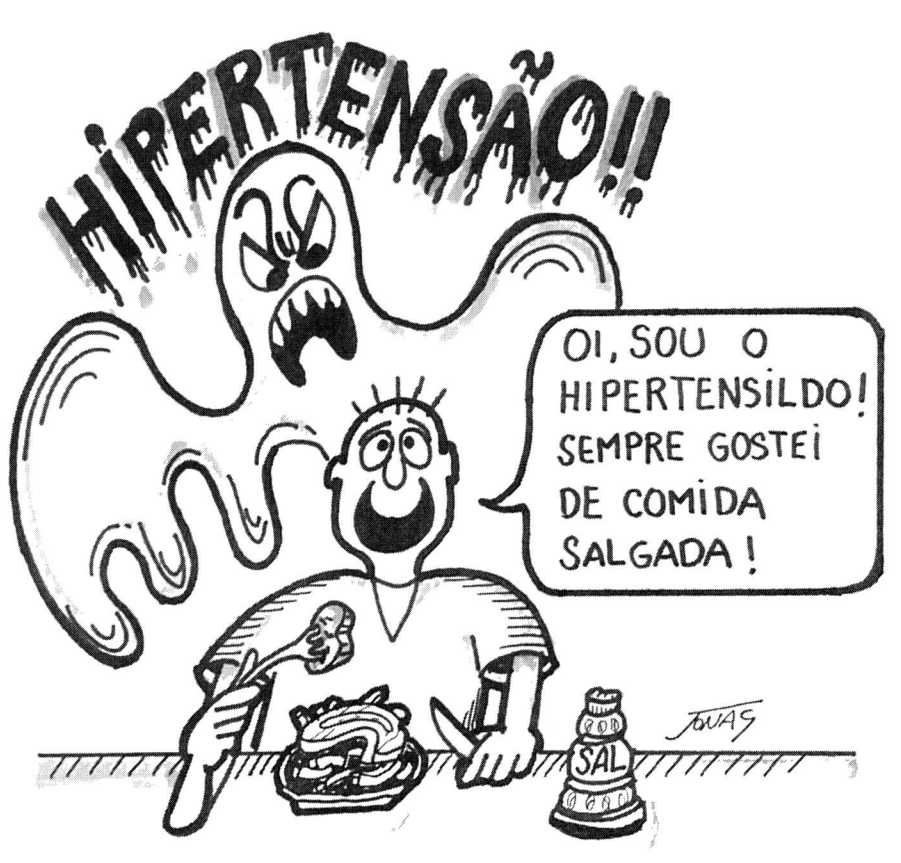

Descobri que era hipertenso aos meus 32 anos de idade, quando, após uma refeição com alto teor de sal, minha esposa decidiu verificar minha Pressão Arterial (PA). Nada sentia naquele momento. Ficamos todos muito surpresos quando, após sua verificação, foi constatada PA de 160/110 mmHg. E nada sentia... Nas semanas que se seguiram, iniciei tratamento e coleta de exames. E, como uma medida mandatória, tive que diminuir a ingestão de sal. O sal que sempre foi degustado, às vezes, de forma exagerada, e que sempre esteve presente em minhas refeições. Após uma semana, fui ver meus exames. Os resultados assustaram-me, pois, como médico, logo constatei que minha função renal se encontrava comprometida. Aos 32 anos de idade já apresentava rins funcionando em cerca de 60% de sua capacidade, ou seja, a hipertensão arterial, por alguns anos silenciosa, desconhecida, não tratada, já havia causado sérios danos aos meus rins. Necessário lembrar que caso não fosse tratada a tempo já teria causado danos também às artérias de vários órgãos, como o coração e o cérebro.

Enfim, como parar essa evolução? Ao recebermos essa notícia, somos tomados por um certo sentimento de pânico. Isso nos leva a abreviar a sensatez, tornando-nos frágeis e vulneráveis. Comigo não foi diferente. Um sentimento de perda irreparável da saúde, de parte da vida. Talvez um exagero, mas nos deprimimos com esse tipo de constatação. Mas, o que fazer? Hora de me conscientizar sobre a minha doença e lutar para que ela não mais progrida, para que ela pare sua evolução e fique como está. Esse parece ser o pensamento da maioria dos pacientes de que trato.

Com o conhecimento acerca dos perigos e complicações da hipertensão arterial, iniciei uma pesquisa sobre possíveis causas, o que me levou ao diagnóstico de hipertensão essencial. Esse é o tipo de hipertensão mais comum em todo o mundo, acometendo cerca de 95% dos indivíduos hipertensos. Tem forte relação com a história familiar e, em geral, incide durante a vida adulta. Assim sendo, iniciei, gradativamente, um processo de autocontrole sobre vários hábitos cotidianos que, de uma forma ou de outra, podem manter ou acentuar a hipertensão arterial.

Uma nova vida era o que me esperava. Desde então, decidi lutar para tentar reverter o que fosse possível. Medicações, exercícios físicos moderados, vida mais saudável. Sabia que, com tratamento, cuidados gerais com o corpo, como manutenção do peso na faixa da normalidade, alimentação mais saudável, incluindo, principalmente, dieta com baixo teor de sal, poderia manter minha função renal ao menos mais estabilizada. Iniciei, naquele momento, uma nova fase da minha vida. Passei a monitorar cuidadosamente tudo o que fazia. Procurava dormir melhor, o que não era fácil para alguém que, naquela época, ainda trabalhava em plantões. Procurava me alimentar melhor, tarefa difícil, pois necessitava almoçar na rua ou no hospital, o que se torna difícil para quem deveria ter menos sal na dieta. Procurava fazer algum esporte, tarefa nem sempre fácil para quem, na maioria dos dias, chegava exausto pelo intenso dia de trabalho. Enfim, tudo parecia exercer um certo bloqueio em minhas expectativas de mudança no estilo de vida.

    Passei, então, a traçar algumas regras básicas para a minha vida. Em primeiro lugar, retirei o sal de toda a minha alimentação em casa. Racionalmente, podemos perceber que, fora de casa, no trabalho, restaurantes ou casas de amigos, não podemos retirar o sal da dieta. O que fiz, então? Pensei: podemos sim evitar refeições com alto teor de sal, em especial as carnes salgadas dos churrascos. Carnes vermelhas podem ser ingeridas e degustadas. Degustar significa apreciar os sabores e aromas de pequenas porções, sem a necessidade da quantidade. Assim sendo, decidi monitorar tudo o que como. Fora de casa, escolho alimentos leves, procuro as saladas, peixes e frangos. Procurei, dessa forma, amadurecer um estilo próprio de alimentação. Cozinha sem sal em minha casa. E na rua? Os alimentos nos restaurantes, bares e lanchonetes não estariam com sal? E como posso evitá-los? Na verdade, não posso e dificilmente poderíamos evitá-los frente ao nosso cotidiano. Muitos de nós até pode voltar para casa na hora do almoço, mas, para mim e boa parte da população, essa é uma situação extremamente rara, para alguns até impossível. Nesse caso, a dieta sem sal em casa funciona com o racional da diminuição da carga de sal ao longo de um dia. Se pensarmos que, ao retornarmos para nossas casas ao final do dia, nossa refeição não terá a adição do sal, estaremos de forma significativa atenuando a carga de sal ao longo desse dia. Em outras palavras, a média de sal ingerido por dia passa a ser menor quando não o acrescentamos em nossas casas.

    Com essas mudanças em minha vida, associadas à introdução de medicações, obtive excelentes resultados iniciais no controle da PA.

CONTROLE DA PRESSÃO ARTERIAL

"Se há, neste momento em que abordamos nossa condição de hipertensos, algo a que devemos estar sempre atentos, a todo e a qualquer instante, é o estado atual de nossa PA. Para nós, hipertensos, a manutenção dos níveis normais de PA, por meio de medidas usuais de tratamento, como dieta e uso da medicação, sem sentimento de dependência, constitui-se em parte do nosso projeto de vida, inserido no grande plano de autoconservação".

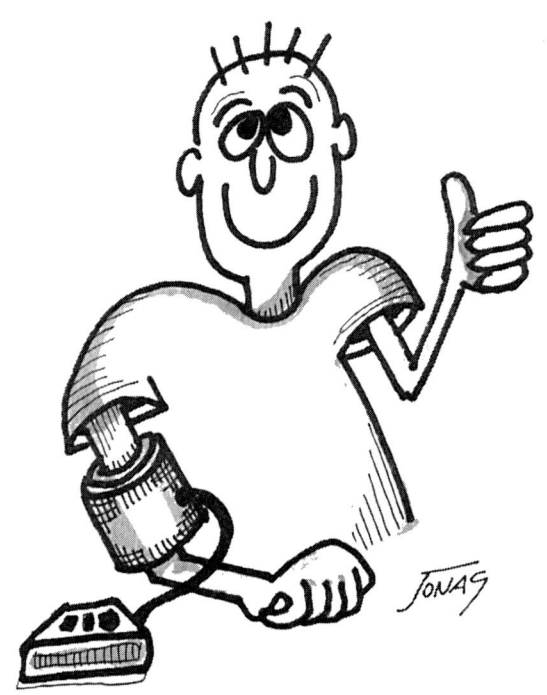

Um ponto de honra para todos: não devemos permanecer hipertensos em nenhum momento. Não podemos esquecer que, na maioria das vezes, não temos sintomas, apesar de a PA poder manter-se elevada.

De uma maneira mais abrangente, devemos, em todas as fases de nossas vidas, verificar os níveis de nossa PA. Muitos indivíduos descobrem ser hipertensos em verificações de pressão nos exames de rotina feitos em seus trabalhos, como exames admissionais e eventuais, ou por acaso. Enfim, a hipertensão acaba sendo descoberta em circunstâncias diversas.

Por outro lado, alguns se queixam de tonteira ou dor de cabeça, sintomas que podem ser atribuídos a outros fatores, como problemas de visão, enxaqueca, cansaço, dor muscular ou da coluna cervical, ou até mesmo ansiedade e estresse. Nessas ocasiões, é imperativo que tomemos a iniciativa de verificar nossa PA. Esta deve ser sempre descartada caso não seja a causa, e, no caso de estar elevada, o indivíduo deverá buscar assistência médica, como um serviço de emergência, um posto de saúde, ou comunicar o seu médico.

Assim, cabe-nos essa monitorização contínua, sem que isso se reverta em obsessão, mas em um hábito saudável de nos assegurarmos quanto ao nosso bem-estar, equilíbrio com a normalidade e tranquilidade de viver sob menor risco.

Importante enfatizar que enquanto a PA estiver elevada, ela estará causando danos a órgãos importantes do nosso corpo, que são considerados órgãos-alvo da hipertensão. São eles: os rins, o coração, o cérebro, e também os olhos e as artérias. Quanto mais grave for a hipertensão e quanto mais tempo os níveis pressóricos persistirem elevados, sem tratamento adequado, maior a probabilidade de esse indivíduo apresentar complicações graves relacionadas a esses órgãos e sistemas, tais como insuficiência renal, infarto agudo do miocárdio, insuficiência cardíaca ("coração grande"), AVC, alterações visuais e vasculares (tromboses), entre outras. Em geral, quando isso ocorre, algumas pessoas que, de fato, estão hipertensas procuram assistência médica, iniciam investigação, tratamento específico e passam a se conscientizar de suas necessidades, como mudança de hábitos, dieta e uso de medicações. No entanto, não são muitos os que assim procedem. Ao contrário, a maioria dos pacientes que acompanhamos no consultório tem uma história de poucos sintomas e, diante disso, não procuram assistência médica rotineira. Muitos chegam com os níveis de PA bem altos, apesar de poucos ou nenhum sintoma. Também não são poucos os que chegam pela primeira vez com sinais de algum dano aos órgãos-alvo da hipertensão arterial.. Nesse caso, vale mencionar que, embora alguma doença já tenha sido detectada pelo médico, o início do tratamento e a manutenção do controle da hipertensão arterial, que deve ser mantido por toda a vida, poderá levar à recuperação de algumas das alterações causadas pela hipertensão. Aí vale a grande máxima: "quanto mais cedo, melhor!". Quanto mais precocemente iniciarmos o controle da hipertensão arterial, menos chance haverá de progressão das doenças do coração, rins, artérias, cérebro e olhos.

Para os indivíduos hipertensos, a PA mantém-se alta quando não tratada, o que demanda vigilância permanente e uso constante da medicação prescrita pelo médico. Muitos pacientes, por diversas razões, interrompem o tratamento por conta própria. Algumas vezes, consideram que já foram tratados e curados, uma vez que passaram a ficar sem sintomas. Outros julgam que a PA pode se normalizar após o uso da primeira caixa ou frasco da medicação, ou após um determinado período que entendem ser suficiente para a correção da hipertensão arterial. Nesse momento, é crucial que todos compreendam que isso infelizmente não ocorre. Uma vez hipertenso, o indivíduo terá a hipertensão ao longo de sua vida. Vale mencionar que, em alguns casos esporádicos, por razões específicas, os indivíduos podem apresentar melhora da PA, necessitando de diminuição da dose da medicação ou até mesmo da sua suspensão. Isso pode levar a melhora da função de alguns órgãos, uma vez que a hipertensão controlada atenua as lesões provocadas pela doença. Mesmo com a melhora e controle da pressão arterial, caso haja um problema no coração, deve-se ficar atento para que não ocorra, por exemplo, o risco de infarto cardíaco. Portanto, este é sempre um motivo para estarmos em constante acompanhamento médico, uma vez que o médico saberá distinguir as situações específicas e ajustar as doses das medicações, suspendê-las, quando for o caso, ou acrescentar outra, se for necessário. Neste sentido, vale lembrar que o médico precisa fazer o diagnóstico correto da doença.

Quando foi a última vez que você verificou sua PA? Não se recorda, acertei? Pois é, todos os dias cruzamos com centenas de pessoas pelas ruas com a PA bem elevada e que nem sequer se dão conta de sua condição. Como isso é possível? É fácil explicar a razão. A hipertensão arterial ou PA, como é conhecida informalmente, é uma vilã silenciosa. Ou seja, aparece e estabelece-se em nossas vidas sem chamar atenção ou dar sinais de alerta. Muitos indivíduos percebem que são portadores dessa doença tardiamente, quando apresentam alguma complicação relacionada a ela, como um infarto agudo do miocárdio ("infarto no coração") ou um Acidente Vascular Cerebral (AVC), também conhecido como "derrame". Tal problema poderia ter sido evitado caso a PA tivesse sido adequadamente diagnosticada, acompanhada e controlada. Vamos entender como isso acontece?

Em primeiro lugar, é necessário que saibamos o que é hipertensão arterial. A hipertensão arterial é uma doença crônica que se caracteriza por níveis de PA **persistentemente** elevados (PA > 140 X 90 mmHg). A doença pode ser avaliada em, pelo menos, duas ocasiões ou consultas diferentes, com a PA sendo preferencialmente aferida por um profissional da área de saúde habilitado, com equipamento calibrado, utilizando a técnica correta, em condições tranquilas e não estressantes para quem está sendo avaliado.

Outro aspecto importante é que a hipertensão arterial é multifatorial, ou seja, vários fatores contribuem para o seu aparecimento. Sendo assim, quem teria mais chance de desenvolver essa condição? A genética parece ter um papel importante nessa história. Logo, se você tem parentes próximos hipertensos, como pais e irmãos, fique atento, pois você também poderá apresentar a PA no decorrer da sua vida. Apesar de pessoas mais jovens também apresentarem a hipertensão arterial, sabemos que o envelhecimento contribui de forma significativa para o seu desenvolvimento. Cerca de 65% das pessoas com mais de 60 anos são hipertensas. Além disso, outros hábitos e condições muito frequentes na sociedade moderna contribuem de forma expressiva para o desenvolvimento da hipertensão arterial, tais como o sobrepeso e a obesidade (epidemia mundial), a falta de atividade física, o excesso de sal na dieta, o abuso do álcool, o tabagismo e o estresse.

Se você já sabe que é um hipertenso ou nunca se preocupou com isso, mas se identificou com algum dos fatores de risco citados, deve estar se perguntando: o que faço agora? Não podemos esquecer que, na maioria das vezes, não temos sintomas, apesar da PA elevada. Muitos indivíduos descobrem ser hipertensos em exames de rotina feitos em seus trabalhos. Porém, em todas as fases de nossas vidas, mesmo na infância, deveríamos verificar nossa PA. Caso nunca tenha feito uma avaliação, agende preferencialmente uma consulta médica e faça a aferição da sua PA. Mesmo que esteja normal ou pertença a algum grupo de risco, não se esqueça de que essa avaliação deverá ser periódica. Converse com seu médico, ele saberá orientá-lo em relação ao intervalo de tempo no qual você deverá repetir essa avaliação, que poderá variar de caso a caso.

Uma vez diagnosticada a hipertensão arterial, como devo proceder? Lembre-se de que é uma doença crônica. Sendo assim, é necessária uma monitorização contínua, sem que isso se reverta em obsessão, mas sim em um hábito saudável de se assegurar quanto ao seu bem-estar, seu equilíbrio e sua tranquilidade de viver sob menor risco.

Nos indivíduos hipertensos, a hipertensão arterial geralmente se mantém quando não a tratamos, o que demanda vigilância permanente da PA e o uso constante do tratamento prescrito pelo seu médico. Muitos pacientes, por diversas razões, interrompem o tratamento por conta própria. Algumas vezes, considerando que já tenham sido tratados e curados, uma vez que passaram a ficar sem sintomas. Outros julgam que a PA pode se normalizar após o uso da primeira caixa ou frasco da medicação ou após um determinado período em que entendem ser suficiente para a correção do problema. Neste momento, é crucial que todos compreendam que isto infelizmente não ocorre. Ou seja, uma vez identificada a Hipertensão, essa será uma condição, salvo poucas exceções, que te seguirá e deverá ser acompanhada por toda a sua vida.

Por falar em tratamento, você deve estar se perguntando: basta apenas tomar meu remédio e tudo bem? Calma, o tratamento medicamentoso, quando indicado pelo seu médico, é fundamental para manter sua PA sob controle. O número de medicamentos estará diretamente relacionado com a gravidade da sua hipertensão. Quanto mais alta e resistente ao tratamento for a sua PA, maior será a chance de você precisar usar mais de um tipo de medicação anti-hipertensiva e vice-versa. Essa será, portanto, uma decisão do seu médico. Porém, o tratamento não se resume apenas ao uso das medicações. Você lembra dos fatores de risco para desenvolver a hipertensão sobre os quais falamos no início deste capítulo? Pois é, infelizmente, não temos como modificar alguns deles, como a nossa genética ou a nossa idade, não é mesmo? Contudo, ao adotar hábitos mais saudáveis, como o controle da alimentação e do peso, o menor consumo de alimentos industrializados e ricos em sódio (sal), a prática de atividade física, a ingestão moderada de álcool, o abandono do hábito de fumar e a procura por atividades que reduzam o nível de estresse, poderemos não só prevenir, mas ajudar de forma decisiva no tratamento da hipertensão arterial, evitando também as suas complicações.

SAÚDE CARDIOVASCULAR, DIABETES, SOBREPESO E OBESIDADE

"A obesidade é uma doença altamente prevalente no mundo atual. O excesso de peso é fator de risco importante para o desenvolvimento de várias doenças, entre elas a hipertensão arterial. Muitos indivíduos hipertensos encontram-se acima do peso, e a perda de peso pode promover significativa melhora no controle da PA dessas pessoas, que também podem apresentar diabetes, aumento de gorduras no sangue, problemas no coração, problemas renais, câncer, entre outros problemas que afetam a qualidade de vida. Um programa bem executado e orientado com o objetivo de promover a perda ponderal, incluindo exercícios físicos e dieta sob supervisão, tem o potencial de prolongar e gerar mais qualidade de vida para os seus participantes".

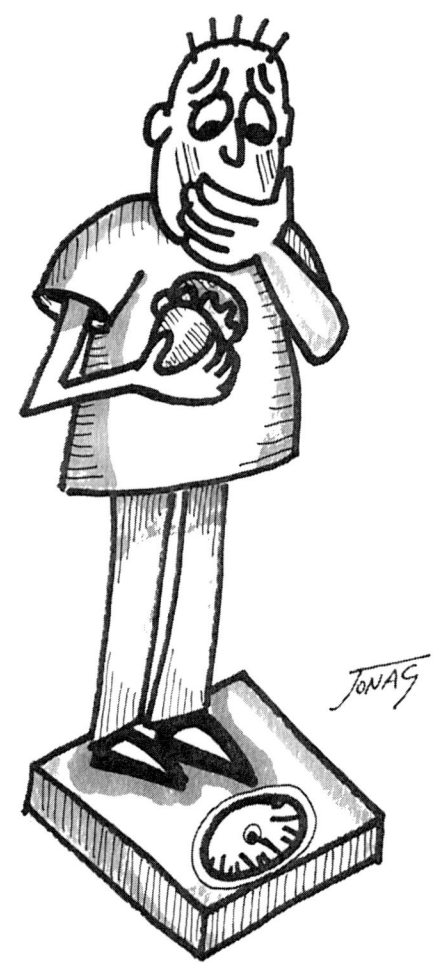

Podemos viver para sempre? Apesar da certeza de que um dia encerraremos nosso ciclo aqui na Terra, podemos direcionar nossas ações para aproveitarmos com qualidade essa experiência e tentarmos prolongá-la ao máximo.

Nos dias de hoje, mais de 60% dos casos de mortalidade e sofrimento das pessoas podem ser explicados por quatro grupos de doença, que têm na obesidade um importante fator de risco para seu desenvolvimento: as doenças cardiovasculares, o câncer, o diabetes e as doenças do aparelho respiratório. Essas doenças são muito prevalentes em nosso meio e podem causar muitos problemas, entretanto, na maioria dos casos, podem ser prevenidas e bem controladas.

Perder peso pode significar uma melhor qualidade de vida, pois, além de perceber uma melhora na sobrecarga das articulações — alívio nos tornozelos, joelhos, quadril e coluna — na qualidade do sono, no fôlego e na disposição, o paciente e a equipe evidenciam melhora nos exames laboratoriais (glicose, hemoglobina glicada, colesterol, triglicerídeo, ácido úrico, insulina etc.) e no controle da PA.

A manutenção dos resultados a longo prazo é capaz de proteger o coração, os rins e o sistema nervoso central, além de reduzir o risco de câncer. Já é comprovado que a obesidade aumenta o risco de desenvolver hipertensão arterial e diabetes, dois importantes fatores de risco para AVC, infarto agudo do miocárdio, insuficiência cardíaca e insuficiência renal, muitas vezes, havendo necessidade de tratamento por meio de diálise. O diabetes ocupa, no Brasil, a segunda posição, atrás apenas da própria hipertensão arterial, como causa de insuficiência renal. Além dessas doenças, a obesidade está relacionada a vários tipos de câncer, como o de próstata, de bexiga, de mama, de útero e de cólon (intestino) — importantes causas de óbito na população mundial.

Para identificarmos o grau de sobrepeso ou obesidade é importante o conhecimento de nosso Índice de Massa Corporal (IMC). Esse índice relaciona peso e altura e pode ser calculado pela seguinte fórmula:

$$\text{IMC (kg/m}^2\text{)} = \text{Peso (kg)/Altura}^2 \text{ (m)}$$

Assim, podemos reconhecer se estamos na faixa do sobrepeso (entre 25 e 30 kg/m^2) e obesidade (acima de 30 kg/m^2). No caso da obesidade, ainda existem três graus de gravidade: obesidade grau I: entre 30 e 35 kg/m^2; grau II: entre 35 e 40 kg/m^2; e obesidade grau III — também chamada de obesidade mórbida: acima de 40 kg/m^2.

A obesidade é um problema complexo. A gordura acumulada e o aparecimento de células gordurosas, os chamados adipócitos, não são apenas depósitos de colesterol e triglicerídeos. É importante que tenhamos conhecimento de que esse tecido gorduroso, que mais frequentemente ocupa a região abdominal, o assim chamado tecido adiposo, não é apenas um material de depósito, inerte, apenas servindo para acumular gordura. É um tecido que pode desempenhar papel importante como depósito de energia, liberando substâncias que produzirão calor e auxiliando nas necessidades energéticas do organismo. As células do tecido adiposo produzem duas substâncias importantes, chamadas adipocinas, termo técnico utilizado para descrever substâncias que avisam para o nosso corpo quando devemos parar de comer. São elas a leptina, também chamada hormônio da saciedade, que tem a função de redução do apetite quando ocorre aumento da gordura corporal, e a adiponectina, que participa do controle da glicose (açúcar) no sangue e combate a inflamação.

Em condições de obesidade e aumento da gordura corporal, esse tecido adiposo em excesso desencadeia atividades que são altamente negativas para o nosso corpo. Ele é capaz de induzir e manter um estado de inflamação com intensidade moderadamente baixa, mas constante. Nessas condições, a leptina passa a exercer menos efeito sobre o apetite, e a adiponectina tem sua produção diminuída pelos adipócitos. Com esse aumento do tecido adiposo, passam a ser produzidas substâncias que induzem esse estado inflamatório e proporcionam o desenvolvimento e a acentuação de diversas doenças, como o diabetes, a hipertensão e a progressão da aterosclerose, além de diversas outras condições indesejáveis, como predisposição a tumores.

Uma questão de grande importância em nossas vidas é a manutenção do peso corporal em níveis que se associam ao menor risco de doenças. Isso se torna um grande desafio em um mundo tão estressante, que nos oferece tantas dificuldades para a prática regular de exercícios (com segurança, após liberação pela equipe médica) e em que os alimentos processados e ultraprocessados são mais baratos e acessíveis. Perder peso e manter resultados no longo prazo não é nem de longe uma tarefa fácil. Além disso, cada um de nós tem características próprias no que tange à genética, história de vida, idade e ambiente em que vivemos etc. Todas essas questões podem interferir no controle do peso, trazendo dificuldades ou facilidades.

Em vez de buscarmos um número para definir esse peso, talvez seja mais interessante trabalharmos com um conceito. Há indivíduos que, após anos ou décadas sem se preocuparem com a saúde, resolvem se cuidar e estabelecer uma meta ousada, baseada no peso que tinham há 20 ou 30 anos, quando a vida era bem mais tranquila, sem muitas responsabilidades ou afazeres. Além das mudanças do metabolismo relacionadas à idade, o momento atual pode ser bem mais difícil para a retomada e manutenção dos hábitos do passado. Agir assim pode gerar frustração e angústia, afastando-nos ainda mais de bons resultados.

Podemos pensar, então, que o peso ideal (ou melhor dizendo, faixa de peso ideal) seria aquele em que nos mantemos com uma boa saúde, nos sentimos bem e que conseguimos manter sem sacrifícios além do que podemos fazer. A equipe de profissionais envolvida no tratamento pode auxiliar muito nesse processo, seja orientando sobre a melhor opção nutricional, promovendo e supervisionando atividades físicas sem riscos de contusões ou danos ao sistema cardiovascular, seja lançando mão de medicamentos de maneira criteriosa em determinados casos. Dessa forma, podemos evitar o surgimento de diversas doenças e controlar melhor aquelas que não conseguimos evitar, proporcionando a nós mesmos mais chances de vivermos com qualidade e por mais tempo.

A NOVA VIDA:
NOVOS HÁBITOS E ADAPTAÇÕES

"Ao longo de nossas vidas, desenvolvemos hábitos de toda ordem, os quais constituem os nossos afazeres diários, tais como levantar pela manhã e escovar os dentes ou ajustar o despertador antes de dormir. Todos esses hábitos do cotidiano estão naturalmente inseridos em uma programação que estabelece a manutenção de nosso sucesso, seja físico, pessoal ou profissional. No entanto, nossas atividades de autopreservação são específicas para cada um de nós, direcionadas às nossas demandas como seres bem diferentes uns dos outros. Na verdade, já nascemos diferentes e assim seremos para sempre enquanto vivermos".

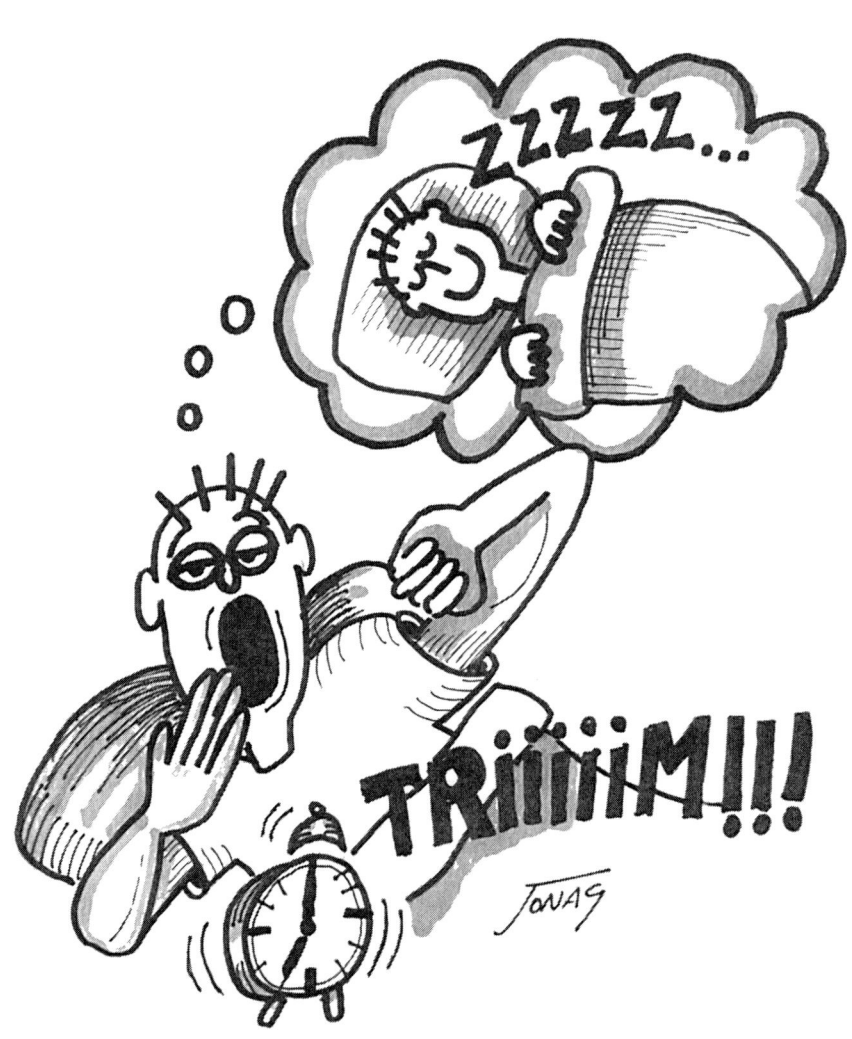

Muitas vezes, perguntam no consultório se o medicamento prescrito deve ser usado durante toda a vida. Ao perguntarem, os pacientes demonstram certa apreensão, como se lhes fosse declarada uma sentença. Respondo-lhes que os medicamentos indicados para tratar hipertensão são de uso contínuo, ou seja, não têm prazo de finalização de seu uso. Vale esclarecer que, nesses casos, costumamos acompanhar o paciente em consultas periódicas, em que ajustamos a medicação quando necessário. O fato é que, ao fazerem essa pergunta, demonstram sua aversão ao tratamento, como se ficassem em um estado de fraqueza que os faz sentir, de alguma forma, levados a uma nova vida de dependência das regras impostas pelo médico.

Uma rotina de aprisionamento por condutas que os impõe não só medicações em horas marcadas, mas também mudanças de seus hábitos alimentares, dieta, atividades físicas programadas e mudanças em suas vidas, numa constatação de que sua saúde está sendo perdida e que, de agora em diante, o doente deve se conscientizar de que está doente, perdeu ou está perdendo sua saúde e, mais do que tudo, perdeu sua liberdade de viver da sua forma mais original, mais natural nas aspirações de sua maneira mais feliz de ser. E, mais importante, a constatação de que se tornou alguém diferente, especial, numa mudança irreparável, sujeito a piedade e até rejeições por parte de quem com ele ou ela se relaciona. Nesse momento, advém uma sensação de que, para sobreviver, ficará dependente de algo que não precisava antes. Algo que os torna enfraquecidos e que os leva à depressão. Tudo as faz sentir ainda mais doentes e dependentes de medicamentos, dos seus familiares e do médico, tudo aquilo que não existia, mas que, agora, os torna doentes.

Permitam a sinestesia, mas "doença" é uma palavra que dói profundamente. Em seguida, nós, médicos, tornamo-nos ditadores de ordens expressas para mudança de hábitos e uso de medicamentos. Essa nova rotina encaixa-se nas notícias mais recentes sobre a sua doença, em que uma avalanche de informações preenchidas por aconselhamentos e recomendações médicas e resultados de exames, algumas vezes absorvidas como verdadeiras ameaças, todas podem traduzir-se em sentença de fim de sua saúde, como um susto. Mas paremos por aqui! Lembre-se da velha expressão: "vida nova", ou ainda, "renascimento". Tudo deve mudar, e para melhor.

Diante de tudo isso, uma lembrança, ou até um aprendizado: devemos sempre racionalizar nossas vidas. De tudo isso já sabíamos. O ser humano vem consumindo, usufruindo e, por que não dizer, gastando sua saúde ao longo de sua vida. Nossas diferenças estão no campo da genética, no que fazemos, ao que nos submetemos e somos acometidos por anos e anos. Nossas similaridades são suficientemente grandes para nos compararmos em relação aos malefícios da obesidade, do fumo, do excesso de álcool, da alimentação gordurosa e do uso abusivo de sal para os hipertensos. Podemos dizer com absoluta segurança que uma parte abundante e significativamente crescente da população vive sob essas ameaças. Por isso, é preciso racionalizar, seja quando e como for. Seja na juventude ou após longos anos de vida, há sempre tempo e haverá sempre a oportunidade de sermos felizes com o que temos e podemos ter em nossa mente e corpo. É preciso iniciar um novo processo de vida, com amor a ela, em primeiro lugar, dando carinho a si próprio e almejando qualidade a cada dia. Podemos, sim, ser felizes por nos preservarmos todos os dias. Muitos serão os momentos de regozijo, com novas atividades, novos pensamentos e novos paladares, com a descoberta das delícias da saúde nos alimentos e, principalmente, com novos pensamentos desafiadores para conhecermos e degustarmos o infindável mundo da vida saudável.

A BUSCA POR UMA VIDA TRANQUILA E SAUDÁVEL

"Buscar o bem-estar deve ser uma constante. Isso é algo que sei que podemos fazer. Não podemos ser privados de almejar uma vida tranquila, sem sofrimentos. Uma vida longa, que tal?"

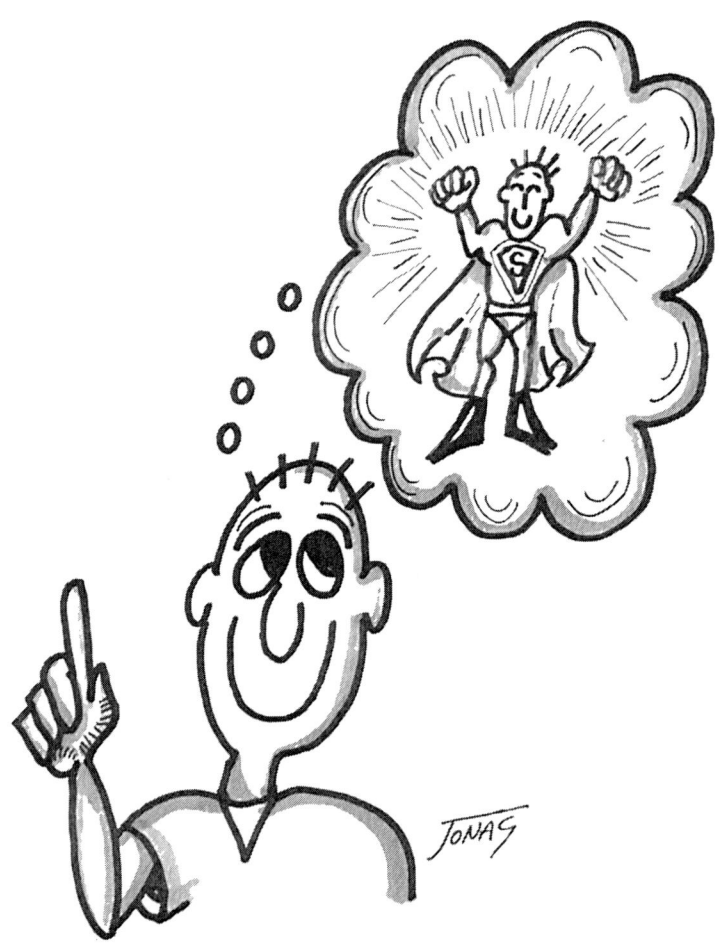

Até o momento em que descobri ser hipertenso, vivia com a ideia de poder gastar minha saúde, usufruir sem temores de que um dia a estaria perdendo. De fato, jamais poderia imaginar que passaria a ser um paciente. A hipertensão arterial é, muitas vezes, uma doença silenciosa, sobretudo nas fases iniciais, quando apenas constatamos níveis aumentados de PA, sem que ao menos sintamos dores de cabeça ou tonteira.

Antes de notarmos sintomas, mantemos nossa vida sem nos preocupar com a preservação da saúde. O primeiro passo dá-se quando iniciamos um processo de limpeza mental, o que significa fazer de tudo para que nossas vidas sejam preenchidas de conforto e satisfação com as nossas próprias atitudes. Vivemos das mais distintas formas e assumimos inúmeras e divergentes condutas para com nossas famílias, nossa profissão e nossos amigos. Sofremos, uns mais, outros menos. Temos alegrias também, podemos até ser e nos considerar felizes. De tudo isso, a paz interior é a principal característica a ser almejada. Autossatisfação, uma vida tranquila, sem perturbações, sem depressão. Uma vida repleta de esperança e prazer pelo bem-estar mental que mantém o físico em equilíbrio com a nossa vigilância diária sobre o nosso corpo. Mas seria a vigilância, com restrições e sacrifícios essenciais, como a dieta sem sal, uma causa de sofrimento? Para estes pacientes sim, uma vez que se apresentam muito avessos à essas mudanças, principalmente em sua alimentação. Inicialmente, não aceitam ficar sem o acréscimo de sal nas refeições do seu dia a dia. Muitos consideram a comida sem sal algo inaceitável, pois julgam o sal como essencial para que possam sentir o sabor dos alimentos e ter algum prazer na vida. Muitos são diabéticos e sentem que já bastaria a restrição de doces e massas. Enfim, a vida sem sal seria muito difícil ou praticamente impossível, sem graça. O que seria uma vida difícil, sem graça? Seria muito fácil estabelecer essa questão em um consultório, à luz de um caso de hipertensão arterial de difícil controle em um paciente acometido por diversas complicações cardiovasculares e renais. Sem sal ou sem os nossos órgãos vitais? Tudo bem, vamos pensar naqueles que apenas souberam ser hipertensos em exames rotineiros e não apresentam sintomas. Que tal programarmos juntos uma vida mais prazerosa, com maior qualidade e, por que não dizer, mais longa?

Nossa história pessoal pode, em algumas ocasiões, adquirir gosto de tragédia. Nossas vidas podem ser levadas a momentos de aflição, cuja solução pode envolver decisões sobre atitudes de significativa complexidade. No entanto, com o passar do tempo, a história pode não mais encontrar motivos para ser trágica. De fato, nenhuma apreensão se justifica na medida em que dispomos de infinitas formas de contornar, superar e resolver grandes problemas e transpor obstáculos. De uma forma ou de outra, buscamos sempre uma solução. É isso que podemos fazer também com a nossa maneira de comer. Para nós hipertensos, é essencial substituir o sal em nossas refeições. Os alimentos são ricos em sabores que, ao longo de nossas vidas, acabamos por esconder com a introdução do sal, na maioria das vezes, desmedida. Alguns desses sabores intensos são: o do alho, cebola e coentro; a picância das pimentas, como a pimenta-do-reino, as pimentas vermelhas e a pimenta de cheiro; uma infinidade de temperos, como o cominho e o orégano; e as ervas, como salsa, alecrim etc. Não haveria espaço nem conhecimento específico se aqui tivesse que abordar as maravilhosas delícias da culinária mundial.

Comer sem sal? Por que não? Como médico, entendo bem os efeitos da carga de sal nos alimentos sobre a PA. Indivíduos normotensos, ou seja, os não hipertensos, podem melhor tolerar o sal na dieta, pois têm mecanismos especiais de regulação da PA, mantendo-a em níveis normais. Desse controle participam os rins e os hormônios, os quais estão continuamente trabalhando para manter a PA em níveis normais. Já nos indivíduos hipertensos, a ingestão de uma carga de sal em excesso, ou seja, além de cerca de 5g de sal por dia para um adulto, pode propiciar aumento da PA, até mesmo naqueles que fazem uso regular de medicação anti-hipertensiva. Os indivíduos hipertensos não são capazes de controlar a pressão em limites estreitos dentro da normalidade, ou seja, os mecanismos de adaptação não funcionam corretamente, e a carga de sal induz ao aumento da PA. É importante frisar que, quando falamos em carga de sal, estamos incluindo todo o sal contido naturalmente nos alimentos, e não apenas aquele que adicionamos na cozinha.

Portanto, para os hipertensos, a regra número um de mudança de hábitos alimentares é, sem dúvida, retirar o sal da dieta. No entanto, chamo atenção para a necessidade mandatória da orientação médica, que determinará os cuidados dietéticos com base na avaliação de cada caso, além do aconselhamento dietético adequado de um nutricionista, o que considero imprescindível. Não podemos desconsiderar os casos específicos em que a queda de pressão pode ser significativa, casos em que o acompanhamento do seu médico é soberano. Faça o que ele recomendar!

ALGUMAS REGRAS PARA UMA VIDA MAIS SAUDÁVEL

"Podemos ter saúde porque somos felizes! A alegria de viver faz-me saudável e sinto-me bem, apesar da hipertensão. Aprender a manter meu corpo em equilíbrio com meu peso e pressão controlados é um dos tesouros da vida. Vamos aproveitá-la por mais tempo?"

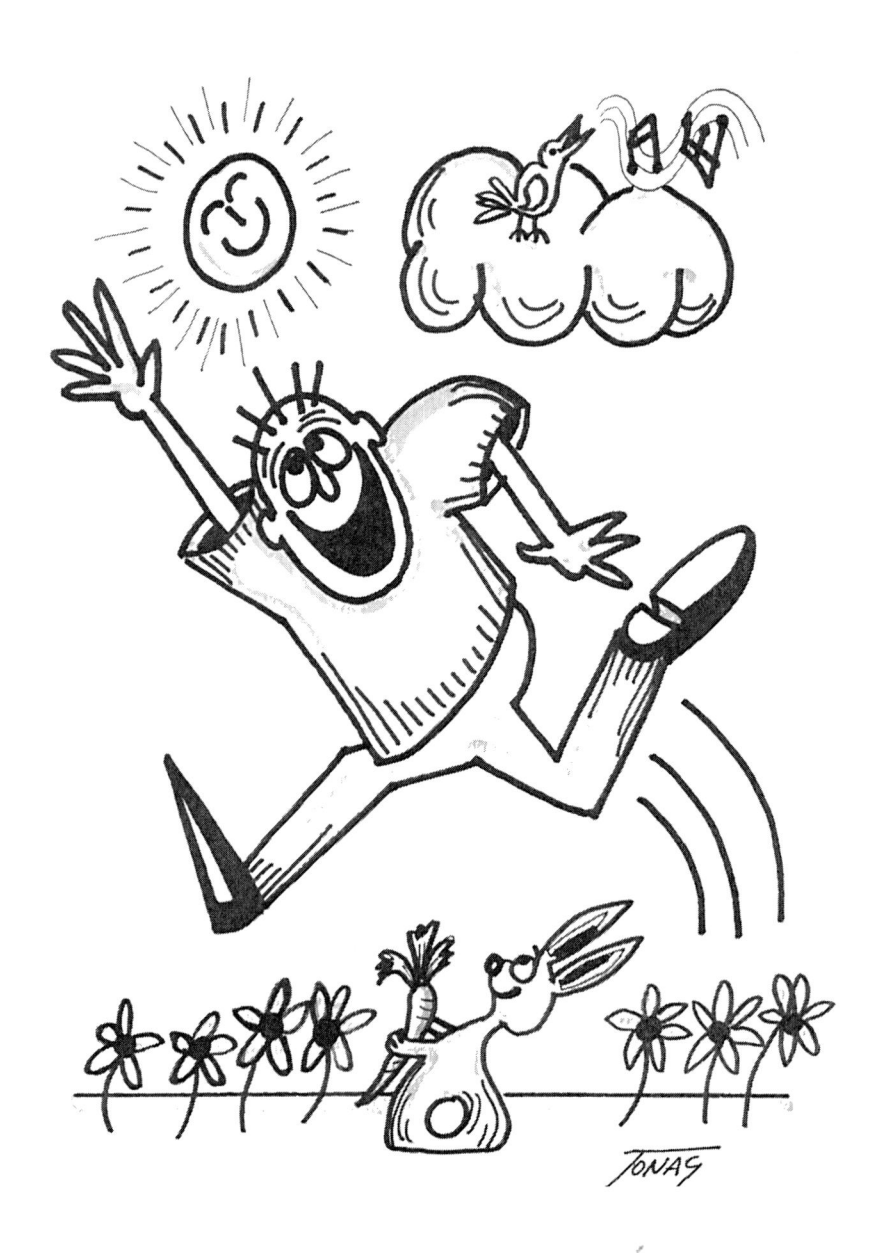

QUAL É A DEFINIÇÃO DE SAÚDE? É APENAS NÃO TER A DOENÇA?

Segundo a Organização Mundial da Saúde (OMS, 2020), "**Saúde** é um estado de completo bem-estar físico, mental e social e não apenas a mera ausência de doença ou enfermidade".

Não é necessário enfatizar que devemos sempre fazer de tudo para que possamos nos manter ou nos aproximarmos do nosso peso ideal. No entanto, é muito importante que não vivamos sob tensão constante, um clima de guerra contra nós mesmos. Viver saudável é, antes de tudo, pensar saudável. Sendo assim, nada de uma vida reprimida pelas regras e rígido controle dos seus alimentos e hábitos, apenas autovigilância. Podemos viver muito bem com o que podemos fazer para nos conservarmos. Na verdade, viver bem significa estar feliz, satisfeito por estar contribuindo para o seu próprio bem-estar, sua saúde física e mental. Em alguns momentos, podemos fazer algo ou comer alguma comida gordurosa, salgada, com alta carga de carboidrato, o que acontece com todos nós. No entanto, como linha de base em sua vida, procure estar feliz por conservar seus desejos pessoais de autoconservação. Você estará muito bem ao saber que sua vida segue uma doce regra de carinho e conforto ao seu próprio corpo.

A seguir, apresento algumas sugestões para uma vida prazerosa, mostrando o que podemos fazer para a conservação de nossa saúde. Iniciamos com uma dica que poderá ser útil para muitos momentos de nossa vida.

Se comi mal em determinado dia, em termos de quantidade ou qualidade, procuro compensar comendo sempre bem no dia seguinte. Não coma mal duas vezes seguidas.

A educação alimentar e nutricional busca desenvolver práticas alimentares saudáveis pela mudança comportamental. Assim o Modelo Transteórico (MT), ao classificar o indivíduo em estágios de comportamento alimentar, parece possibilitar intervenções com melhores resultados na adoção de modos de vida mais saudáveis.

Há dias em que realmente temos dificuldades para escolher nossos alimentos mais saudáveis. Por outro lado, queremos mesmo degustar algo que consideramos muito calórico, ou, quem sabe, um churrasco com sua carga proteica e de sal, uma comida da qual sempre gostamos e que pode ser prejudicial ao nosso organismo. Nesse sentido, o que nos preocupa é o excesso. Essa é a palavra-chave. Alguns indivíduos podem comer pratos não tão saudáveis, mas de forma absolutamente comedida. O segredo, se existe, é comer pouco, ou de forma moderada, sem exageros. Lembrando sempre a regra da pirâmide, em que a base é constituída de verduras, frutas e legumes.

Procure livrar-se dos excessos. O termo a ser usado é "degustar". Não precisamos evitar os alimentos, apenas sermos comedidos. Procure saborear. Pouca quantidade com qualidade, esse é o segredo. Pode ser difícil, mas comer pouco é saborear a própria saúde. Isso nos fará bem ao final, experimente!

Uma refeição deve acabar antes da usual sensação de plenitude. Você já notou que percebemos uma refeição após pouco menos de uma hora em nosso estômago? Na verdade, essa sensação chega um pouco atrasada e devemos nos adiantar, finalizando antes. De fato, você não precisa se sentir pleno, pois essa sensação já indica excesso, ou seja, um ingresso de alimentos que não serão mais aproveitados para compor nossa estrutura física e produção de energia, mas sim para depósito com aumento de nosso tecido adiposo (a gordura corporal). Esse talvez seja o maior desafio para os indivíduos com sobrepeso e obesidade, aqueles quilos que nunca perdemos, enquanto até lutamos para que possamos nos manter com o mesmo peso. Atividades físicas devem ser sempre coadjuvantes no controle ponderal para todos os que podem a exercer de forma regular e para os que têm alguma doença cardiovascular ou pulmonar, ou algumas condições específicas relevantes para as atividades motoras, desde que estes sejam devidamente orientados e tenham aconselhamento médico.

De todo modo, não basta apenas "malhar", o cuidado com a quantidade deve ser uma meta, ao menos no início. Idealmente, devemos passar a um novo estágio, bem mais prazeroso, com ênfase nos sabores e aromas dos alimentos.

Procure fazer seus pratos saborosos. Sem grandes pretensões, cozinhar e elaborar pratos pode ser um grande prazer.

A grande maioria de nós pode não ter tempo para trabalhos culinários e outros jamais estiveram atuando no preparo de algum prato. Em geral, quando não atuamos em nossas cozinhas, temos nossas refeições escolhidas ou preparadas por outras pessoas. Muitas vezes, alimentamo-nos com pratos preparados em diversos restaurantes ou refeitórios, montados por nós mesmos com os itens dos restaurantes "a quilo". Já para aquelas pessoas que cozinham em casa, os pratos são, em geral, aqueles do gosto e aceitação da família ou os que ali convivem. Porém, nem sempre cozinham o que gostariam, mas o que lhes solicitam. Muitos indivíduos são excelentes cozinheiros, sem mencionar os autênticos *chefs* de cozinha, que nos premiam com verdadeiras maravilhas culinárias em excelentes restaurantes. Seja como for, todos nós podemos encontrar na cozinha um lugar para elaborar nossos pratos com gosto e com o devido zelo para com nosso corpo.

Economize a sua saúde. Mantenha-a para os próximos momentos de lazer. Conserve-a.

Ao abordarmos esse aspecto de conservação, estamos nos referindo ao que deveríamos fazer ao longo de todas as nossas vidas. No entanto, quando jovens, costumamos nos importar menos com a saúde e mais com a aparência. Muito embora o cuidado com a aparência possa estar em harmonia com a conservação de nossa saúde física e mental, não costumamos nos preocupar com a saúde como na vida adulta e em idades mais avançadas.

Durante a juventude, quando nossos órgãos e toda a nossa estrutura óssea, muscular e articular se encontram em pleno funcionamento e não temos sintomas desagradáveis como dores, cansaço, insônia, nos despreocupamos e nos tornamos lenientes quanto à nossa estrutura orgânica, deixando de lado as atitudes de zelo com a nossa saúde, cuidado esse que, na maioria das vezes, iniciamos em nossa maturidade. E, quando nela chegamos, já com algumas doenças, como obesidade, diabetes, hipertensão ou alguma outra condição que nos leva a restrições, principalmente alimentares, deparamo-nos com o sentimento de que, em algum momento no passado, perdemos a oportunidade para as atitudes possíveis de conservação da saúde.

Assim, hábitos como excesso de alimentação, uso de bebida e fumo e noites mal dormidas são todos consumidores de nossa saúde, deixando-a enfraquecida para momentos futuros, em que precisaremos dela para melhor resistirmos aos períodos em que o envelhecimento e as doenças chegarão a nossas vidas.

Procure manter-se próximo do seu peso ideal. Ao menos próximo do limite máximo. Procure calcular o seu IMC ideal e trace uma meta para alcançá-lo.

Muitas pessoas vivem acima do seu peso ideal. Hoje, temos no Brasil uma população crescente de indivíduos com sobrepeso e obesidade, a qual vem mudando o perfil das doenças que acometem a nossa população. O diabetes e a hipertensão passam a crescer em prevalência, em um cenário em que doenças cardiovasculares, afecções vasculares cerebrais e a insuficiência renal se apresentam com números mais impactantes em nosso meio. Assim desde cedo em nossas vidas precisamos adquirir o hábito salutar de nos mantermos dentro dos limites de nosso peso ideal. Difícil? Sim, para muitos.

Sensação de leveza: esse é o sentimento que devemos buscar. Parece transcender a sensação de leveza física, sendo também um bem-estar interior, sem culpas, sem ansiedade e sem depressão. Isso é o que buscamos para nós, e desejamos que se sintam assim aqueles que amamos.

Na seção anterior, sobre obesidade e sobrepeso, apresentamos a fórmula IMC, por meio da qual podemos monitorar nosso peso. Ao calculá-lo, procure alcançar uma meta. Se estiver acima de 35, procure chegar a 30. Desse momento em diante, aos 25. Siga aos poucos conquistando metas, sem ansiedade, mas com um novo estilo de vida, uma nova forma de se alimentar. Valorize o sabor do alimento e abandone a quantidade. Gostou do prato? Reserve para o degustar novamente em outro momento, ou deguste outro. Aproveite bem o sabor. Procure ser curioso com novos sabores, novas preparações de alimentos favoritos. Lembre-se de que, ao longo de um dia, temos várias oportunidades para saborear algo diferente e apetitoso. É tão bom sabermos que podemos comer várias vezes! Como diz o ditado, "nada como um dia após o outro". É bom saber que, após um período de horas, teremos condições de degustar algo mais. Faça isso, coma quando já estiver novamente com fome e procure o prazer da degustação. O segredo é comer em pequenas porções, degustando e valorizando os alimentos. Por isso, coma o que será interessante para você. Como regra, adoto sempre o hábito de valorizar verduras, frutas e legumes. Sinta-se mais livre para eles, pois são a própria saúde. Chamo a atenção apenas para os aconselhamentos de nutricionistas e médicos. É importante e imprescindível saber alguns detalhes, englobando aquilo que podemos e não podemos comer, caso a caso.

É muito importante para nós esse controle, preferencialmente sem estresse, sentirmo-nos leves em nossa alma, em nossa mente, assim como necessitamos estar. E a consolidação dessa bonança interior passa pela sensação física de leveza, clareza e limpeza, em uma evolução holística para a saúde em sua mais ampla concepção.

Faça de tudo para abandonar o cigarro. As estatísticas devem ser respeitadas. Quem fuma tem grande chance de sofrer mais e morrer precocemente.

O cigarro, como sabemos, é um grande inimigo para a nossa saúde. Basta observarmos sua característica capacidade de poluir o ambiente em que estamos. Ele faz o mesmo com nosso corpo, poluindo internamente e causando enormes danos aos nossos órgãos.

Desnecessário enumerarmos todos os malefícios e consequências do hábito de fumar para a nossa saúde, mas vale enfatizar os males que ele causa aos pulmões, com diminuição da capacidade respiratória por bronquite e enfisema; às artérias, com o agravamento da aterosclerose; e ao coração, com graves problemas cardíacos que podem levar ao infarto; além do grande potencial cancerígeno a ele associado, com o desenvolvimento de tumores de inúmeros órgãos, incluindo pulmão, bexiga, intestino e vários outros.

Todos nós crescemos ouvindo horrores sobre o tabagismo, mas muitos, talvez a grande maioria das pessoas, procura subestimar os riscos quando ainda jovens. Pensam ou procuram justificar o seu uso como temporário, procrastinando o seu bem-estar em favor de um hábito que, por vezes, está associado a um momento de ansiedade, como uma ferramenta para um relaxamento pela vida intensa de tarefas ou até para o enfrentamento de problemas.

Mudanças, mudanças, como são difíceis

Mudar? Devemos, e como precisamos mudar para melhor. No entanto, as mudanças agudas, feitas de forma repentina e carregadas de imposições, podem trazer-nos momentos de inquietação e, por vezes, frustração. Não raro, certas mudanças em nossas vidas apresentam-se mesmo como verdadeiras imposições, como alterações súbitas e mandatórias de nosso modo de viver. São momentos árduos que chegam a sofrimento quando tentamos iniciar uma nova fase de procedimentos e condutas, das quais estamos totalmente distantes.

O importante é que mudemos com convicção, sentindo a necessidade de mudar e não mais admitindo a persistência ou a manutenção de um estado que não mais nos fará bem. Mudar radicalmente é, muitas vezes, a solução, ou parte dela, para que possamos resolver vários dos nossos problemas com a nossa própria saúde. É importante nos sentirmos orgulhosos de nosso bem-estar.

O SURGIMENTO DE UMA DOENÇA

"Doença? Não posso fechar os olhos para ela. Trata-se de um sinal de que preciso recorrer a opções de correção e ajustes disponíveis para trazer meu corpo ao equilíbrio".

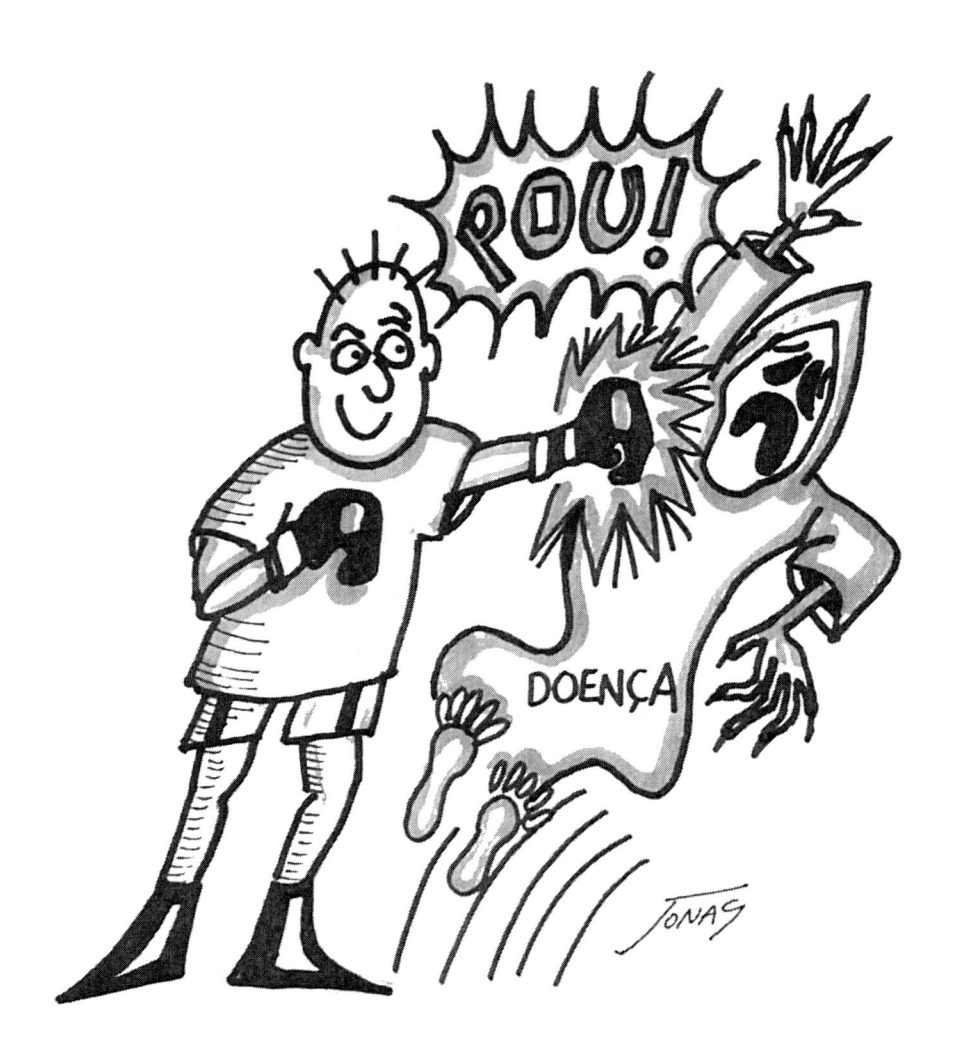

O processo de início de uma vida com doença exige uma aceitação de um novo formato, o da adaptação. Viver com doença significa aceitação, resignação. Uma nova modalidade de vida surge, na qual o indivíduo, agora paciente, passa a ter que se acomodar a novas regras. A partir desse momento, uma vida de restrições e abnegações soma-se a uma rotina de cuidados específicos, tendo como determinante a ideia de que a saúde está acabando e a conscientização de que o indivíduo passou a ser, de fato, doente. Trata-se de um título que esse paciente sabia existir para muitos e que, ainda há pouco, parecia muito distante para si. Não se trata mais de doença, mas sim de um novo personagem, você e seu novo corpo, em total equilíbrio com o que a vida lhe traz como forma saudável de viver. Sem lutas interiores, sem conflitos. Você é o que você precisa ser para estar em harmonia com seu bem-estar. Você, agora, está longe da doença, mas próximo do seu próprio ser, em consonância com as reais necessidades do seu corpo.

Na hipertensão podemos adaptar-nos a tudo o que precisamos para uma vida sem hipertensão. Algumas regras são básicas e de fácil assimilação. Em primeiro lugar, devemos iniciar o quanto antes em nossas vidas o tratamento da hipertensão. Uma história familiar, com pai, mãe ou avós hipertensos é de crucial importância para o reconhecimento de que devemos iniciar um processo de investigação. Para quem a tem, sabemos que pode ter seu início tão cedo quanto a partir de 20 ou 25 anos de idade. Essa doença é denominada hipertensão arterial essencial, responsável por cerca de 95% dos indivíduos com hipertensão.

Sabemos, no entanto, que a chance de protelarmos esse início é sempre maior quanto mais atenção damos à prevenção do desenvolvimento da doença. Quais seriam os primeiros passos? Como começar?

Checklist

- História de hipertensão familiar
- Se atentar para sintomas como tonteiras e dor de cabeça
- Aferir sua pressão arterial regularmente
- Abolir o tabagismo
- Consumo moderado de bebida alcoólica

- Ter uma alimentação saudável com controle do sal
- Fazer atividade física regularmente
- Manejo do estresse, *mindfulness*, dormir bem...
- Verificar periodicamente glicose, colesterol, triglicerídeos e creatinina no exame de sangue
- Consultar regularmente o médico

A sua PA não será a mesma em todos os momentos do dia. Variações na PA são normais e atenderão às necessidades de determinado momento do seu dia. Portanto, ela poderá alterar-se sempre que você for submetido a algum tipo de estresse, por exemplo. Após o diagnóstico da hipertensão, caberá ao seu médico não só estabelecer o melhor tratamento medicamentoso e não medicamentoso, mas também orientar as mudanças necessárias no seu estilo de vida, bem como definir a meta de redução da PA que você deverá alcançar com o tratamento. Essa meta deverá ser avaliada pelo seu médico em consultas regulares, em um prazo de tempo que será estipulado por ele de acordo com o seu caso e com o estágio em que estiver do tratamento. Mudanças no seu tratamento, como aumento ou redução da dose ou número de medicamentos, poderão ser necessárias ao longo do acompanhamento e somente deverão ser realizadas pelo seu médico. Ou seja, a menos que o seu médico solicite, por algum motivo específico, não é recomendado que você verifique várias vezes ao dia a sua PA. Isso acabará gerando ansiedade e poderá ocasionar prejuízo no controle da sua doença.

Com base em tudo que foi exposto anteriormente, cada vez mais entendemos que, assim como ocorre em outras doenças crônicas, tais como o diabetes mellitus e a obesidade, o tratamento da hipertensão arterial também deve ser multidisciplinar. Diversos estudos nacionais e internacionais demonstraram, de forma consistente, a superioridade do controle da PA com a abordagem multiprofissional, comparada com o tratamento convencional, com melhora na qualidade da assistência, melhor adesão ao tratamento e redução dos fatores de risco para as doenças cardiovasculares e da mortalidade cardiovascular[1]. Dentro desse contexto, poderão acompanhar, conforme as necessidades individuais de cada paciente, profissionais de diversas áreas, como médicos, enfermeiros, nutricionistas, educadores físicos, psicólogos, entre outros, contemplando, assim, todo o espectro de ações positivas e necessárias para o sucesso do tratamento e controle da hipertensão arterial e suas complicações

O PASSAR DOS ANOS

"A velhice é assustadora para a maioria das pessoas. Ela remete-nos a dificuldades motoras, visuais, de raciocínio e de memória. Além de tudo, faz-nos sentir próximos ao nosso fim. No entanto, podemos minimizar todas essas ameaças quando aproveitamos o que ela tem de melhor, mas que costumamos não enxergar: a nossa capacidade de sedimentar o equilíbrio em nossas vidas. Envelhecer é principalmente ter e ter tido a oportunidade de aprender mais".

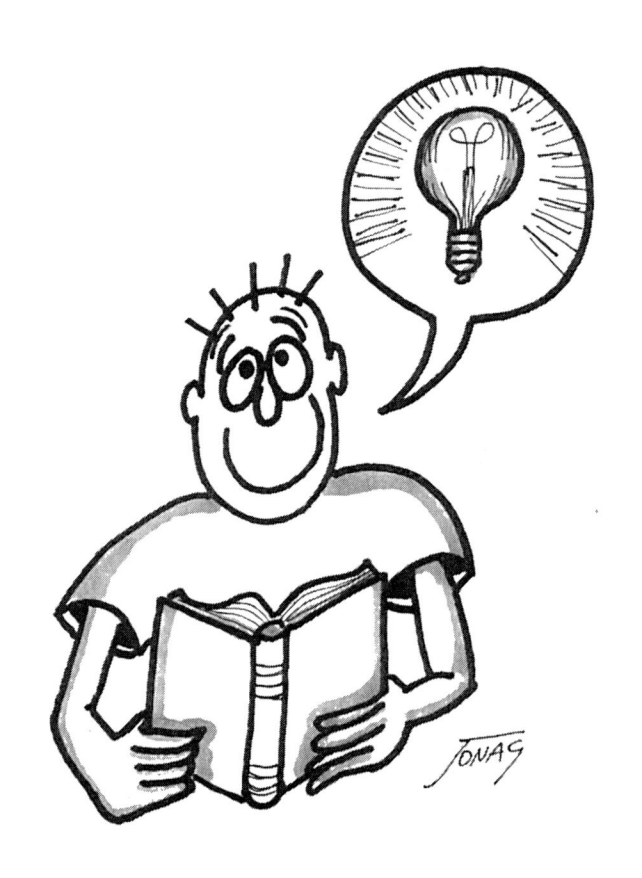

Com o passar dos anos, associado ao estilo de vida urbano, o aparecimento de doenças crônicas não transmissíveis tornou-se cada vez mais frequente. Dados do IBGE indicam que três em cada quatro idosos no Brasil sofrem atualmente com ao menos uma doença considerada crônica, como hipertensão, diabetes e algum tipo de câncer, por exemplo. Sedentarismo, obesidade e tabagismo são alguns dos fatores que favorecem o aparecimento ou o agravamento do problema.

Com o aumento contínuo da expectativa de vida e dos hábitos atuais, envelhecer sem nenhuma doença é mais exceção do que regra. O conceito de "saúde" deve ser reafirmado para o idoso. Não se deve confundir presença de diagnósticos ou envelhecimento com ausência de saúde. O envelhecimento não deve vir associado a incapacidades e dependência. As doenças devem ser controladas para não estarem associadas à limitação das atividades ou à restrição de sua participação social. É importante o idoso continuar desempenhando seus papéis sociais. Assim, vamos associar a saúde à funcionalidade, independência, autonomia e qualidade de vida.

O foco da saúde está na capacidade de o idoso gerir a própria vida, cuidar de si mesmo, pagar as contas, fazer sua comida, dirigir, arrumar a casa e divertir-se. Isso é considerado ser saudável e ter qualidade de vida. A maioria de nós nasce com saúde até iniciarmos um processo de diminuição gradual de nossas potencialidades, tanto físicas como psíquicas. O envelhecimento é irreversível, essa é uma das poucas certezas que temos. Também é acompanhado por uma maior vulnerabilidade de questões intrínsecas e também provenientes do meio externo. Porém, em nenhuma hipótese, envelhecer significa adoecer. Envelhecimento não é diagnóstico de doença!

A senescência, ou envelhecimento natural, ocorre com todos em função de um processo fisiológico em que as células do nosso organismo passam a não mais proliferar ou se multiplicar como antes e, por conseguinte, não mais reconstituem as células que vão naturalmente morrendo com o passar do tempo. Como exemplos, temos o aparecimento das rugas, as marcas de expressão, os cabelos brancos, a redução da estatura, o ressecamento da pele, a perda de massa muscular, entre muitos outros. Tais exemplos não causam adoecimento. Já a senilidade compromete a qualidade de vida, pois está relacionada a condições que levam ao adoecimento e podem encurtar a vida do idoso.

Pensando em nossa família e amigos próximos, vemos que dificilmente encontramos algum idoso que não apresente algum diagnóstico ou faça uso de pelo menos uma medicação. Assim, cada vez mais, convivemos com pessoas com hipertensão, obesidade, diabetes, algum tipo de câncer e ou essas doenças associadas. Porém, na contramão da necessidade, vemos uma má adesão aos tratamentos para controle dessas doenças, tanto ao tratamento medicamentoso quanto à mudança de hábitos. Quem não conhece alguém que deixa de tomar o remédio da pressão nos fins de semana para consumir bebida alcoólica? Ou que fica sem fazer uso da medicação por não estar se sentindo mal?

A hipertensão é uma doença silenciosa, ou seja, na maioria das vezes, não dá sinais claros de sua presença, ou os sinais são confundidos com outros problemas de saúde, por não serem específicos, como a dor de cabeça, que é o sintoma mais comum da pressão alterada. É frequente haver nos consultórios pacientes com pressão muito elevada e sem sintomas que, quando falamos sobre o uso do medicamento, geralmente afirmam coisas como "não tomei o remédio hoje" ou "estou há um mês sem tomar o remédio porque a pressão estava boa".

A hipertensão arterial sistêmica é uma condição multifatorial que afeta grande parte da população brasileira, atingindo quase 30% da população adulta. A doença aumenta progressivamente com a idade, chegando em mais de 50% da população acima dos 60 anos.

Sempre ressaltamos que a hipertensão não tem cura, mas tem controle. É possível ser hipertenso e deixar de tomar remédio? Sim! Porém, desde que esteja em acompanhamento com uma equipe multidisciplinar de saúde, com alimentação equilibrada, praticando exercícios físicos, com peso adequado e com a pressão controlada.

Mudar o estilo de vida talvez seja o maior desafio nesse processo. Como iniciar uma atividade física depois de tantos anos de sedentarismo? Será que conseguimos mudar nossa alimentação após mais de 60 anos comendo os mesmos alimentos? Podemos nos adaptar a tomar remédio todos os dias até o fim de nossa vida? A resposta para todas essas questões deve ser **sim**.

Temos que pensar em todos os benefícios que vêm acompanhados dessa mudança, melhorando a disposição, diminuindo o peso corporal, controlando a pressão e possibilitando a qualidade de vida. Focar em pontos considerados negativos não ajuda nesse processo. A comida não ficará sem gosto se colocarmos menos sal, pois existem diversos temperos e preparações. A medicação não é uma vilã, pelo contrário, salva muitas vidas diariamente. A atividade física, depois de iniciada, torna-se prazerosa e é fundamental para a saúde física e mental.

Será que precisamos associar a nova vida de cuidados com a hipertensão a um suposto tédio por estarmos agora com a obrigação das medicações, da dieta com menos sal, do controle do peso e dos exercícios físicos? Constatamos aí um motivo para a depressão? Ou não estamos aceitando um redirecionamento para uma nova fase da vida, com novos hábitos, nova consciência e, por que não dizer, um renascimento para uma vida mais rica em bem-estar, com um encantamento natural de quem agora está profundamente conservando seu corpo e mantendo sua mente mais saudável? É preciso adaptar-se ao seu novo organismo, que, nesse momento, lhe solicita que preencha os seus desejos de bem-estar, contribuindo para um novo estado de equilíbrio em que você se sentirá mais confortável e feliz.

Tendo como critério simples a idade, estamos sempre tentando estabelecer os diferentes estágios da vida humana. Thomas Armstrong, em seu livro Odisseia do desenvolvimento Humana (2011), propõe 12 estágios que abrangem desde a fase de pré-nascimento até as circunstâncias que cercam a morte do indivíduo. De fato, uma recente publicação de Steven Jacobs traz, para nós, a discussão acerca do momento da vida após a fecundação, em que a Biologia prevalece como detentora da maior competência para a determinação do primeiro momento de vida. Seja como for, vale refletir sobre a importância de todos os momentos vividos, independentemente do ambiente biológico, social e interativo, com todas as variáveis ao longo de toda uma existência, sob o lema da autopreservação.

Finalizando, torna-se essencial para todos o autoconhecimento, com o objetivo de modificar e minimizar os riscos consequentes do passar dos anos e favorecer o autocuidado para a promoção da mudança de estilo de vida, que levará à autonomia e ao envelhecimento ativo, independente e saudável.

O ESTRESSE, A ANSIEDADE E A FOME

"Aprender a melhor administrar a ansiedade é o primeiro passo para a educação alimentar. Assim, o controle da hipertensão não prescinde do autocontrole na hora da mesa".

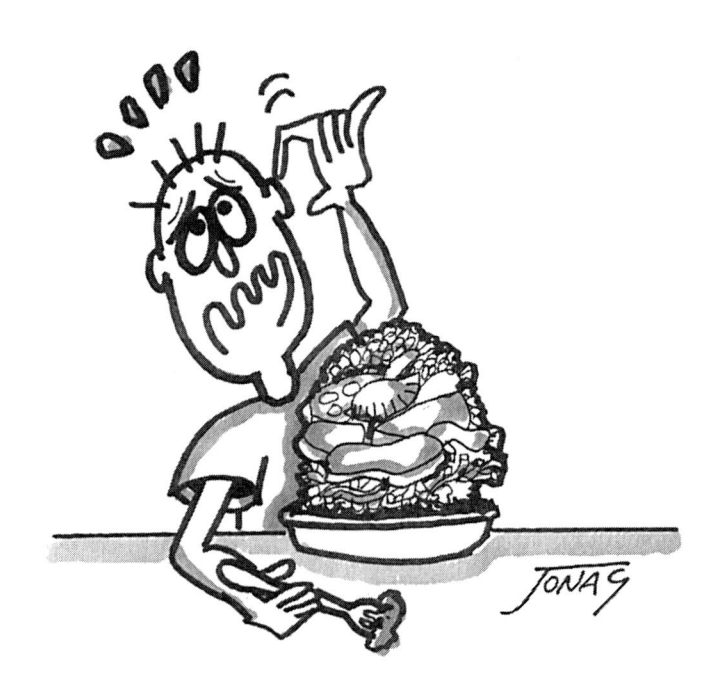

Nos dias atuais, percebemos como é frequente o desenvolvimento e a relevância das pesquisas que se debruçam sobre a problemática das emoções em suas intercessões com o comportamento alimentar dos seres humanos. A psiquiatria nutricional é, pois, uma nova área de conhecimento que reúne evidências que apontam a conexão entre a alimentação e a saúde mental dos indivíduos.

A fome e o sono são funções fisiológicas diretamente relacionadas e afetadas pelo nosso estado emocional. As alterações tanto no apetite quanto no sono, para mais ou menos, em situações de estresse, ansiedade e tristeza, não são incomuns e podem trazer prejuízos para a saúde de uma forma global, principalmente para aqueles que padecem com enfermidades cujo controle exige restrições alimentares. Nesses casos, identificar os comportamentos alimentares disfuncionais e buscar alternativas para evitar a perpetuação do comer emocional torna-se imperativo, não apenas para a qualidade de vida e o bem-estar dos sujeitos, mas também para a manutenção de uma terapêutica apropriada.

Os riscos clínicos produzidos por desvios na ingestão alimentar de pacientes com doenças crônicas como diabetes, obesidade e hipertensão convocam-nos a pensar a singularidade da relação de cada sujeito com a comida e com o seu corpo. Diante das frustrações geradas com diagnósticos dessa ordem e perpetuadas pela imposição de restrições e mudanças de hábitos arraigados, muitas vezes, deparamo-nos com resistência, falta de compreensão e sofrimento, que dificultam a evolução clínica e reduzem a eficácia da terapêutica proposta pelo médico e pela equipe multidisciplinar. Embora a Medicina tenha avançado na compreensão e no tratamento das doenças, a experiência do adoecimento humano é sempre complexa, uma vez que deve ser entendida à luz da biografia do sujeito, compreendendo não apenas os aspectos físicos, mas também os emocionais e os socioculturais.

O enfrentamento às doenças crônicas anteriormente citadas demanda uma postura particularmente ativa na construção de um novo estilo de vida que, frequentemente, resulta na ressignificação de suas relações intra e interpessoais.

Assim, buscaremos ao longo deste tópico, apresentar alguns aspectos envolvidos nessa complexa e íntima relação entre psiquismo e alimentação, visando oferecer informações para fomentar a reflexão sobre as dificuldades de muitos pacientes crônicos, como os hipertensos, em manter os padrões alimentares exigidos em seus tratamentos. Para tanto, destacamos que essa é uma via de mão dupla, ou seja, o psiquismo afeta e é afetado pela alimentação, por isso, qualquer abordagem simplista do tema, embasada em ideias como força de vontade e outras formas de julgamento moral, mostram-se equivocadas e ineficazes na abordagem e solução dessa problemática de raízes múltiplas, intrincadas e profundas.

Psiquiatria nutricional

As consequências prejudiciais para a saúde física, causadas pela inadequação das escolhas alimentares, não são em si uma novidade. A hipertensão arterial constitui um dos exemplos que apontam para essa íntima relação. No entanto, compreendemos como inovador o entendimento de que as boas práticas nutricionais — consumo de grãos integrais, frutas, vegetais, legumes, nozes, sementes e carnes magras — podem ser consideradas dentro do rol dos fatores determinantes para a saúde mental dos indivíduos. A Psiquiatria Nutricional desponta como uma nova área de conhecimento que reúne evidências científicas que relacionam a conexão entre a alimentação e a saúde mental, afirmando a indissociabilidade entre o corpo e a mente. Ou seja, aquilo que a gente come pode afetar positivamente nossa saúde mental, prevenindo quadros de depressão ou ansiedade, por exemplo. Por sua vez, um padrão alimentar com qualidade ruim vem sendo considerado como um fator de risco também para o desenvolvimento de transtornos mentais.

A ideia é que cuidar da alimentação não deve ser uma "prescrição" somente àqueles que querem perder peso, controlar a PA e prevenir as doenças cardiovasculares ou ter um corpo mais saudável, mas também àqueles que querem ter mais saúde mental. Quando compreendemos que os transtornos mentais são a resultante da interdependência de vários fatores, ganhamos condições também de entender que a abordagem medicamentosa não deve ser a única terapêutica considerada no enfrentamento a esses quadros. Mudanças comportamentais, de estilo de vida e da alimentação apresentam, igualmente, papel relevante para o tratamento.

O intestino agrupa a maior coleção de neurônios fora do cérebro. Por isso, é cada vez mais popular a compreensão de que o intestino é o nosso segundo cérebro. Em torno de 70% das células do sistema imunológico encontram-se nele. Esses dados *per se* ressaltam o quanto manter a saúde do intestino por meio de uma alimentação saudável é fundamental para o combate às doenças.

O chamado eixo intestino-cérebro aponta para a mútua influência que um exerce sobre o outro. Neurotransmissores associados ao humor são produzidos no intestino. Isso abre perspectiva para a compreensão do papel da flora intestinal no surgimento de males que sabotam a estabilidade emocional. O intestino é responsável, por exemplo, por 90% da serotonina (substância química que regula, entre outros, o ritmo cardíaco, o sono, o humor e o apetite) descarregada em nosso corpo. Assim, estar atento à saúde da microbiota intestinal pode representar não apenas o controle das doenças crônicas como a hipertensão, mas também uma valiosa ajuda no equilíbrio emocional.

Ao evidenciarmos a importância da alimentação para o estabelecimento e manutenção da saúde mental dos indivíduos, começamos a tangenciar outra importante temática: a do comportamento alimentar.

Comportamento alimentar

Diversos campos do saber dedicam-se aos estudos sobre o comportamento alimentar humano. Não somente áreas ligadas à Medicina, Psicologia e Nutrição, mas também estudos nos âmbitos antropológico, social e econômico demonstram interesse nesse tópico tão complexo. A expressão "comportamento alimentar" vai além da ação de comer ou parar de comer, uma vez que designar a construção de uma prática ou relação com a comida que é influenciada por experiências diversas, vinculando-se ao sentido de nós mesmos e da nossa identidade social.

As mudanças no estilo tradicional de vida das populações decorrentes de processos como a urbanização, a industrialização e o avanço da tecnologia impactaram diretamente as formas de trabalho, os hábitos alimentares e o acesso aos serviços básicos de saúde. A população do campo diminuiu, enquanto a da cidade aumentou consideravelmente. Da mesma forma, a taxa de natalidade diminuiu e a expectativa de vida aumentou.

As necessidades nutricionais da nossa espécie não se enquadram em uma dieta única e ideal, pois a sobrevivência humana e sua singularidade estão diretamente ligadas à extraordinária variedade da nossa alimentação. Comer sempre esteve culturalmente ligado a festividades, celebrações e rituais de cada povo, assim como às mais diversas religiões e crenças. Alimentar-se é um ato ao mesmo tempo fisiológico, psíquico, social e cultural. Assim, vai desde vivências emocionais primitivas até os registros mentais da relação com a comida concebida pelo modelo familiar em uma transmissão que é inter e intrageracional, passando pelos padrões da cultura em que o sujeito vive ou já viveu; por aspectos não objetivos, como os da volição; ou cognitivos; pelas perspectivas religiosa, ética, socioeconômica, histórica, entre outras. Todas podem contribuir para a determinação das características próprias de cada um frente à seleção de seus gostos e escolhas alimentares.

Reiteramos que o comportamento alimentar tem uma significação emocional que é particular. Ele é intimamente relacionado a sentimentos, crenças e experiências do sujeito em relação ao alimento. A comida e o afeto estão ligados em uma complexa trama inseparável que aponta que, no simples ato de comer, o sujeito pode estar evocando lembranças e experiências significativas, reconectando-se com pessoas e vivências de intensa carga emocional positiva ou negativa. Essa ideia introduz porque, para algumas pessoas, a relação com a comida pode ter uma apresentação conflituosa, sendo atravessada por culpa e tensões.

As experiências emocionais que um sujeito desenvolve com determinada comida ou mesmo com o ato de se alimentar podem ser simbolizadas por ele como uma oportunidade de ter prazer e satisfação — quer seja pelas vivências de acentuada carga emocional positiva que essa comida convoca, quer seja por privações associadas a ela. Segundo os recentes achados neurocientíficos, grosso modo, o sistema dopaminérgico (responsável pelo aumento da sensação de prazer e alívio da dor) é altamente ativado diante de alimentos que trazem carga emocional com valência positiva. Ao mesmo tempo, o córtex pré-frontal (responsável pelo planejamento do comportamento, pensamentos complexos, tomada de decisão e modulação do comportamento social) torna-se inibido. Assim, prejuízos nesse controle inibitório estão associados ao aumento do consumo alimentar, incluindo aumento do consumo em resposta a estados emocionais negativos e aumento do consumo de alimentos hiperpalatáveis, diminuindo, assim, as possibilidades de realizar escolhas que sejam mais favoráveis à saúde física, impactando diretamente no fenômeno dos comportamentos alimentares mal adaptativos associados ao incremento da obesidade e suas consequências, como hipertensão e diabetes.

Existe, portanto, uma relação entre emoções negativas e perda de controle, e a experiência de perda de controle está significativamente relacionada aos sintomas de ansiedade e depressão. Ademais, existe uma associação entre impulsividade e transtornos de ansiedade, sendo que alguns estudos sugerem que a ansiedade pode influenciar a impulsividade em indivíduos com predisposição para a desinibição comportamental, evidenciando que impulsividade e prejuízos no controle inibitório estão associados ao aumento do consumo alimentar, ganho de peso e falha em tratamentos para perda de peso a longo prazo.

Padrões alimentares disfuncionais

A presença de padrões alimentares disfuncionais não caracteriza necessariamente uma psicopatologia, mas pode estar diretamente ligada à sua predisposição, precipitação e manutenção. Esses padrões estão associados a hábitos e comportamentos recorrentes que prejudicam a saúde global e o bem-estar. Nos casos dos pacientes com doenças crônicas, esses padrões também representam um fator de risco para o engajamento no tratamento e, consequentemente, para o agravamento de seu quadro clínico.

Sabemos que a comida está intimamente ligada às nossas emoções e que a alimentação é permeada pela afetividade, porém, quando a única forma de lidar ou aplacar as emoções é utilizar determinados alimentos, o comer emocional se torna um elemento desregulador da relação com a comida e com as emoções, passando a ser uma forma de mascarar os sentimentos e as emoções que o sujeito não consegue nomear, expressar ou tolerar. Pessoas que apresentam um elevado grau de impulsividade alimentar têm dificuldade para resistir à primeira mordida quando expostas a alimentos palatáveis. Nesses casos, existe uma precipitação da ação em detrimento da reflexão, por isso é preciso ganhar tempo e tentar postergar o ato para que seja possível questionar a real vontade e/ou necessidade de comer.

Nos episódios de compulsão alimentar, a pessoa sente a necessidade de comer mesmo quando não está com fome, não deixando de se alimentar apesar de já estar satisfeita. Ocorre, assim, a ingestão de uma grande quantidade de alimento, em um período limitado de tempo, acompanhada da sensação de perda de controle sobre o ato. O sujeito não consegue controlar nem a quantidade nem a forma como come. Por essa razão, os episódios costumam ocorrer escondidos e só são interrompidos com a chegada de alguém, com o término dos alimentos ou devido ao mal-estar físico decorrente do empanzinamento. Após a compulsão, são intensos os sentimentos de culpa, vergonha e tristeza.

O comportamento de "beliscamento" caracteriza-se por ser um padrão episódico não planejado e repetitivo da ingestão de uma pequena ou modesta quantidade de comida, podendo estar associado à presença ou ausência de descontrole alimentar. A incapacidade de controlar e/ou a impossibilidade de "resistir" a comer determinados alimentos está diretamente ligada ao sofrimento emocional gerado nesses episódios, enquanto a ausência de uma rotina alimentar contribui para a perpetuação desse comportamento. É importante salientar que o beliscamento se diferencia dos lanches e refeições programadas, além de não estar vinculado à sensação de fome fisiológica. Sua duração é variável, podendo levar horas ou apenas um curto intervalo de tempo. Costuma ser descrito como um comer fracionado, sequencial, distraído e até mesmo automático.

Esses quatro padrões alimentares disfuncionais — comer emocional, impulsividade alimentar, compulsão alimentar e beliscamento — podem ocorrer separadamente, mas não é incomum sua interação e/ou alternância. É possível notar distinções entre o impulso que desencadeia a primeira mordida e o comer compulsivo que pode vir em sequência, sem freios ou barreiras internas capazes de cedê-lo, assim como situações nas quais o comer emocional é reforçado pela impulsividade alimentar ou é o desencadeador de um episódio de compulsão alimentar. O beliscamento está mais relacionado à impulsividade e ao comer emocional e distancia-se da compulsão alimentar, pois apesar de poder ser acompanhado de perda de controle, não envolve a ingestão de uma grande quantidade de alimentos num único episódio.

Se você se identificou com algum desses padrões alimentares disfuncionais ou percebe que a sua alimentação está afetando negativamente sua saúde física e mental, ou mesmo prejudicando sua qualidade de vida, o próximo passo é pedir ajuda!

Por que pedir ajuda?

De modo geral, tendemos a desvalorizar as questões relacionadas à saúde mental ou ao sofrimento psíquico. Se uma pessoa tem, por exemplo, pneumonia, ela não tardará a buscar auxílio médico. Quanto a isso, parece não haver qualquer divergência, pois será visto com espanto se alguém apelar para o poder do pensamento positivo, da força de vontade ou de coisas estratégicas para curar uma patologia orgânica. No entanto, quando a pauta é sobre os transtornos mentais, sobre o sofrimento psíquico contido nas questões de cunho emocional, há uma flagrante relativização que corrobora a demora na busca por auxílio profissional.

Muitas pessoas acreditam que a autorreflexão, a leitura de livros de autoajuda ou o investimento em cursos rápidos sobre desenvolvimento pessoal são o bastante para o atravessamento de questões existenciais que, não raro, encontram formas de satisfação por meio de comportamentos disfuncionais. Apesar dos números crescentes de depressão em nossa população, muitas pessoas ainda pensam que podem prescindir do psicólogo e/ou do psiquiatra para tratá-la em uma espécie de autogestão (ineficaz) do problema. Porém, apenas com o auxílio de um psicoterapeuta bem formado e com conhecimentos e habilidades técnicas consistentes para realizar adequadas intervenções, diante das marcas emocionais advindas de nossa interação com o mundo, será possível tratar as causas do padecimento psíquico e não apenas seus efeitos. Sendo assim, se você tem uma constante sensação de tristeza ou desamparo, uma irritabilidade que prejudica suas relações interpessoais, alterações significativas de funções, como as do sono ou do apetite, sem uma causa orgânica que as justifique, se você se preocupa excessivamente e tem pensamentos de ruína constantes, se faz uso abusivo de substâncias como o álcool ou outra substância psicoativa, se mesmo recorrendo ao suporte familiar ou de amigos, você sente que não está melhorando, você poderá se beneficiar com o trabalho psicoterápico.

No caso de pacientes diagnosticados com doenças crônicas como a hipertensão arterial, cujo tratamento envolve a mudança de hábitos alimentares e estilo de vida, o acompanhamento psicológico pode exercer um papel relevante na aceitação, adaptação e manutenção desse processo. Muitos de nós somos sensíveis a situações de estresse, respondendo a elas com o aumento da ingestão de alimentos, principalmente os mais calóricos e gordurosos, supostamente os saborosos. São momentos em que a emoção e os sentimentos se sobrepõem à razão, sendo naturais em muitas ocasiões em nossas vidas em que o sentimento de libertação emana de nosso interior como uma necessidade para o retorno ao equilíbrio mental. Uma compensação pelo que motivou a momentânea ansiedade, a depressão. Todos nós temos esses momentos. Uns mais, outros menos. Tudo se passa com o desejo de fazer coisas ditas proibidas. Nos alimentos, indivíduos obesos e diabéticos necessitam alimentar-se de massas, gorduras e algo que consideram apetitoso e proibido. Já os hipertensos, muitas vezes, fazem o mesmo, procurando por uma dose maior de sal na comida, o proibido. Seja como for, a ansiedade pode gerar o aumento desse apetite em desalinho com o bem-estar, ou seja, apenas para revelar sua liberdade e capacidade em transgredir uma rotina de vida que mais parece uma prisão que propriamente uma harmonia com seu corpo.

De fato, essa resposta aos momentos de tensão, apreensão, ansiedade e depressão claramente revela insatisfação com uma forma equilibrada de viver e de se alimentar, insatisfação esta com raízes muitas vezes mais profundas do que podemos entender de forma genérica. O mais importante de tudo é buscarmos a felicidade. Cuidados especiais com suporte psicológico profissional, amigos, parentes queridos ou conselheiros sempre nos confortam. Devemos buscá-los em direção ao sentimento de paz e tranquilidade, pois é o que merecemos. Quando percebemos que podemos acionar outros mecanismos que não a transgressão por meio de alimentos não saudáveis, rumamos para uma nova etapa em nossas vidas. Nesse momento, assumiremos um comportamento de autopreservação. Independentemente do que nos está causando tristeza ou depressão, a reação faz parte de nossa natureza. Sabemos que, em muitos momentos, temos muita dificuldade em reagir.

Mas nada é mais confortante do que poder dizer: "apesar de tudo, eu posso tratar-me bem". Precisamos, de fato, estar conscientes de que devemos ter estrutura mental e também física para que superemos esses maus momentos em nossas vidas. Por isso, seja só, seja com apoio de amigos ou consultas a profissionais, vale sentir-se sempre em equilíbrio para que a saúde não sofra com a já dolorosa sensação da aflição de um momento desfavorável em nossa vida pessoal.

Trabalhar a fome descontrolada e o apetite por alimentos calóricos e salgados requer tenacidade e atitude. Mas qual a razão de nos deixarmos levar pela ansiedade gastronômica se, lá adiante, cairemos na pior sensação, que é a do maltrato? É quase um autoflagelo, carregado de culpas e de ressentimentos. Enfim, diante de tais desafios, podemos sim vislumbrar a solução. O equilíbrio para tudo em nossas vidas é a alimentação comedida, a sensação de bem-estar por estarmos, assim, acariciando o nosso corpo físico e a nossa mente.

MANTENHA-SE ATIVO!

"Devemos fazer o que podemos, e o que podemos não devemos deixar de fazer. A mente funciona sempre melhor quando o corpo funciona e se exercita igualmente. A máxima filosófica trazida à posteridade pelo poeta romano Juvenal, que viveu entre os séculos I e II, afirma que "em vez de riqueza, poder, ou crianças, os homens devem orar por uma 'mente sã num corpo sadio' (*mens sana in corpore sano*)". Essa frase encontra em nós completa harmonia entre saúde mental e física. Dependemos desse equilíbrio de forma vital para o nosso bem-estar em todas as ocasiões e circunstâncias."

"Todo movimento produz energia, mas a inércia humana potencializa o adoecimento da mente e do corpo"

Oséais Gulart, 2019

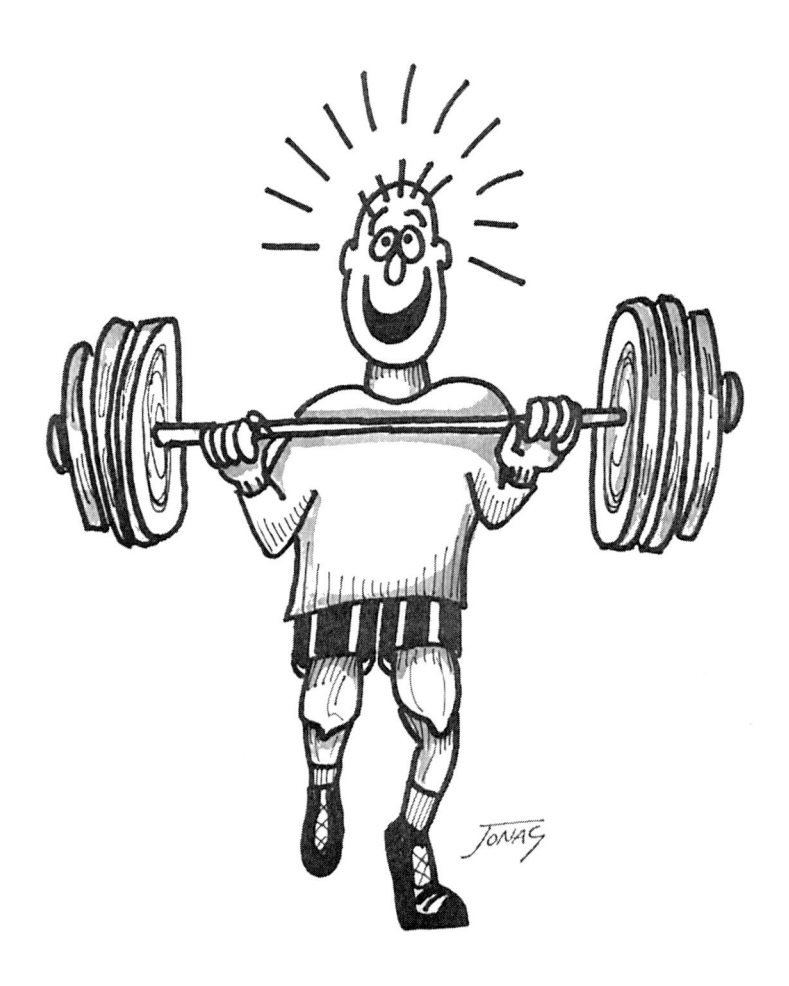

Como regra para todos, mantenha-se em movimento. É desnecessário frisar a importância vital de praticarmos atividades físicas rotineiramente. Nosso organismo foi divina e engenhosamente criado para que possamos obter a energia necessária ao trabalho físico e mental por meio da ingestão de nutrientes. No entanto, para o trabalho mental, necessitamos da glicose que está no sangue e somente o trabalho físico é capaz de estimular a geração de energia por meio da utilização de gorduras depositadas em nosso corpo. A ingestão sem o gasto mantém o crescimento dos depósitos de gordura no corpo e todos os problemas que se seguem ao aumento do peso. Por isso, **mexa-se**!

É útil definir alguns termos, tais como "atividade física", "exercício" e "aptidão física", que estão relacionados, mas que, para nós, passam a ter significados distintos. A atividade física é definida como qualquer movimento produzido pela contração dos músculos esqueléticos que aumenta o gasto de energia acima dos níveis de repouso e compreende tarefas diárias de rotina, como deslocamento, tarefas ocupacionais ou atividades domésticas, bem como movimentos e/ou atividades propositais para a melhoria da saúde. O exercício é um componente da atividade física que é planejado, estruturado e repetitivo, com a intenção de melhorar ou manter a saúde. Finalmente, a aptidão física é definida como um atributo quantificável que um indivíduo tem ou pode alcançar, que se relaciona à sua capacidade de realizar atividades físicas sem fadiga excessiva e reflete uma combinação de comportamentos e/ou estilo de vida fisicamente ativo, potencial genético e saúde de vários sistemas de órgãos (por exemplo, coração, pulmão e rins).

Para todos, é essencial que tenhamos a orientação (supervisão) de um profissional e, acima de tudo, a permissão (orientação) de um médico que possa avaliar todas as possibilidades e determinar as nossas limitações na prática de exercícios físicos. A avaliação para prática de exercícios regulares é de, pelo menos, três vezes por semana, com uma duração mínima a uma hora, e em um indivíduo sabidamente em tratamento para PA alta em uso contínuo de medicação para baixar a PA deve constar de uma prova de esforço, também chamada de Teste Ergométrico, que será solicitado pelo seu médico durante a avaliação de suas aptidões e tolerâncias ao exercício. O teste ergométrico fornece importantes informações, tanto para o médico como para o professor de Educação Física, fisioterapeuta e outros profissionais envolvidos com o treinamento. Como o seu coração reage ao aumento graduado de exercício, a resposta da sua Frequência Cardíaca (FC) e da PA são monitoradas pelo eletrocardiograma, bem como a observação de outros sintomas, além do cansaço induzido pelo esforço.

É com essas informações que os profissionais podem auxiliá-lo a planejar um programa de exercícios o mais pessoal possível, que atenda aos seus objetivos e ajude no controle da PA. Toda prescrição de exercício, grosso modo, segue um roteiro que define os seus principais componentes: Frequência, Intensidade, Tipo e Tempo (FITT). A frequência com que você deve se exercitar para indução de adaptações significativas em seu organismo deve ser de, no mínimo, três vezes por semana, sendo desejável quatro vezes por semana. Essa repetição é necessária para que, ao mesmo tempo, ocorra o desmonte dos malefícios gerados pela inatividade e se construa condições orgânicas que consolidem melhor aptidão física e redução de PA.

Quanto à intensidade do exercício que você pode executar, existem várias maneiras de controlar, e a mais comum é por meio da resposta da FC ao esforço ou carga de trabalho que você está fazendo. Aqui, é interessante falarmos de um conceito muito útil, o de "zona alvo de exercício". Lembra do teste ergométrico que pediram para fazer em uso das medicações para controle da PA? É com base nele que aferimos a sua FC máxima atingida no teste e calculamos percentuais para determinar a sua zona alvo de exercício. A escolha desses percentuais vai depender se sua performance no teste está na faixa esperada para o seu sexo e idade. Essa escolha, na maioria dos casos, varia entre 40% e 80%, dependendo se você apresentou uma baixa carga de tolerância no teste ergométrico, se atingiu uma carga esperada ou se superou essa carga para o seu sexo e idade. A título de exemplo, se você atingiu uma FC máxima no teste de 166 batimentos por minuto (bpm), tem 60 anos, está com sobrepeso e sua PA máxima (Pressão Arterial Sistólica, PAS) chegou a 200 mmHg, é recomendável iniciar um programa com intensidade moderada, ou seja, 50% a 70% de 166 bpm, na qual a sua Zona Alvo de Exercício (ZAE) estaria entre 83 e 116 bpm de FC.

Manter-se na ZAE tem várias vantagens, como prevenir acidentes e lesões com intensidades mais elevadas, favorecer uma resposta controlada da PA e consolidar ajustes fisiológicos do coração, pulmão e músculo esquelético para essa mesma intensidade de exercício. Em média, esses ajustes precisam de 16 a 24 semanas para serem consolidados, é o período em que você começa a sentir maior bem-estar pela prática regular da atividade (no nosso exemplo, seria a atividade de caminhar). Podemos pensar em novos ajustes da ZAE após nova avaliação, em geral, após 20 semanas.

O tipo de exercício é aquele denominado aeróbico, ou seja, é o exercício que precisa da presença de um suprimento contínuo de oxigênio para que ocorra a produção de energia para o trabalho das células do musculo esquelético e do coração, portanto, é de baixa a moderada intensidade, de longa duração, com recrutamento de grandes grupos musculares e capaz de mobilizar o metabolismo das gorduras como fonte de energia. São exemplos de atividade aeróbica caminhar, correr, pedalar, nadar e dançar. Quanto ao tempo ou à duração da atividade, esse deve ser de 30 a 60 minutos; no caso da caminhada, de 20 a 40 minutos para ir e de 20 minutos para voltar. A atividade deve ser feita em um ritmo moderado, de modo que você consiga, por exemplo, conversar enquanto caminha.

    Muitas pessoas queixam-se de falta de tempo. Nossas tarefas diárias e obrigações no trabalho, na escola e em casa contribuem para que nosso tempo de dedicação às atividades físicas seja mínimo e, por vezes, inexistente. Embora muitos pacientes procurem razões e até mesmo desculpas para a inatividade física, é indiscutível que muitos assumem compromissos que lhes consomem grande parte do dia e que seu cumprimento parece essencial para as suas vidas. De fato, muitos não têm a possibilidade de frequentar uma academia ao longo do dia. Saem cedo de suas casas e, ao retornarem, estão exaustos com a jornada de intenso trabalho. No entanto, nada pode apagar a nossa capacidade de improvisar. Em todos os nossos dias, podemos estar diante de situações em que temos que nos mexer. Alguns podem ter que sair de casa e caminhar até o seu trabalho. Outros podem ter a possibilidade de pedalar, quando as distâncias não são tão grandes. Dentro dessa situação, desde 2013, pesquisadores afirmam que se você der cerca de 10.000 passos por dia, pelo menos quatro vezes por semana, isso pode ser eficaz para reduzir a PA de repouso, tanto a sistólica (máxima) quanto a diastólica (mínima). Vamos lá! A maioria dos aparelhos celulares tem aplicativos capazes de contar seus passos diários (pedômetro). Baixe o de sua preferência e mãos à obra, ou melhor, pés em ação.

O QUE VALE A PENA COMER?

"É sempre muito bom sorrir antes, mas faça também seu corpo sorrir após cada refeição. A alimentação deve ser altamente prazerosa pelo sabor e pelo bem à nossa saúde física e mental. Sem nenhum segredo".

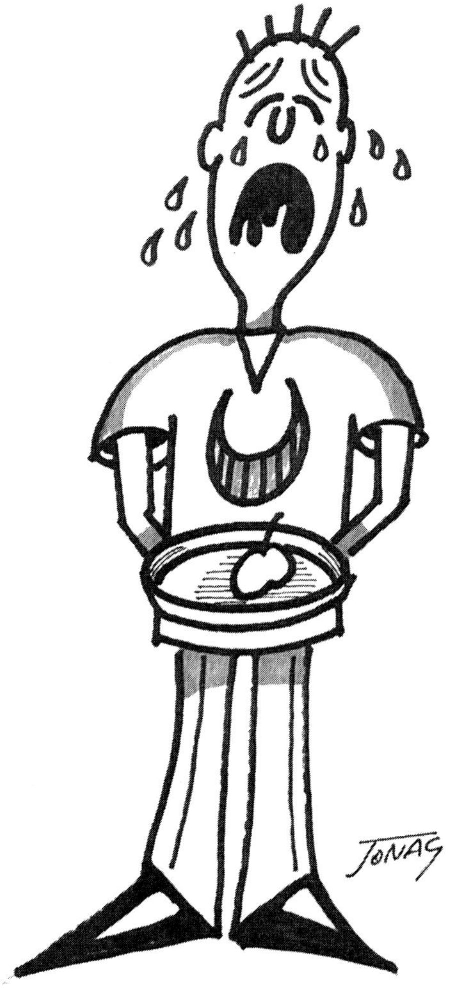
JONAS

Viver com hipertensão é não somente fazer uso de medicações diárias de forma ininterrupta, seguir dieta com pouco sal e manter atividade física controlada quando indicado, mas também se alimentar de forma saudável. Isso significa saber equilibrar os alimentos de forma a ingerir os bons alimentos em maior proporção em relação aos que contêm gorduras saturadas e excesso de carboidratos. Esse é um mundo maravilhoso em que podemos mergulhar com crescente "apetite". Trata-se do prazer de se alimentar bem.

Ao longo dos anos em que eu, Maurilo, fui me adaptando a uma nova vida em equilíbrio com as necessidades do meu corpo, fui descobrindo os prazeres da gastronomia que se alinhavam com alimentos ditos funcionais, ou seja, aqueles que nos fazem bem. Esses alimentos são maravilhosos, apetitosos, coloridos, com frescor e sabores característicos dos produtos naturalmente ricos em substâncias benéficas, como antioxidantes, fibras, vitaminas e sais, além de proteínas, carboidratos (açúcares) e lipídeos (gorduras) essenciais para a manutenção da nossa estrutura corporal e da produção de energia para todas as funções do nosso organismo. Pessoalmente, não estudei nem tenho formação em Gastronomia, mas me encanto com a versatilidade dos profissionais com suas técnicas geniais no preparo de delícias da culinária mundial. Assim, chamo a atenção para um aspecto peculiar de nossa adaptação a uma vida de bem-estar e convivência harmoniosa com as necessidades específicas de nosso corpo. Tratamos do nosso casamento com os alimentos, essas delícias naturais que podem compor refeições e pratos lindos e saborosos. Podemos, sim, enxergar melhor a riqueza e o sabor do tomate, do pimentão e da rúcula, bem como o frescor da laranja, do abacaxi e do melão.

Sabemos que existem muitos alimentos ricos e a cada momento nos deparamos com uma fruta que não conhecíamos, legumes que ainda não havíamos provado, verduras etc. São riquezas que podem nos proporcionar o sabor e todo o bem-estar de que precisamos para o corpo e para a mente. Para todos os gostos, não nos esqueçamos de que a variedade é gigantesca e há sempre o que podemos chamar de delícias.

Temos muitos desejos em nossas vidas, muitos deles ligados a comidas, pratos e lanches. São pratos deliciosos e alimentos saborosos que têm a preferência e o gosto do desejo de cada um de nós, das formas mais distintas. Alguns são, de fato, bem saudáveis e podem fazer parte dos hábitos de muitos no cotidiano, associando prazer e saúde. Esses alimentos, como frutas, verduras e legumes, têm valor nutricional reconhecido e fazem parte da lista de alimentos necessários por conterem fibras indispensáveis ao funcionamento regular do aparelho gastrointestinal. Alguns contêm substâncias antioxidantes e podem prevenir o desenvolvimento de doenças como câncer, aterosclerose, entre outras. Por isso, são considerados alimentos funcionais, uma vez que possibilitam efeitos benéficos na prevenção de diversas doenças.

Por outro lado, alimentos como doces, massas e algumas carnes contendo graus variados de gorduras merecem certo cuidado pela possibilidade de conterem substâncias que podem ser tóxicas, prejudicando a saúde das pessoas. Gorduras saturadas, encontradas nas carnes e nos laticínios, devem sempre ser ingeridas com cautela. Lembro-me sempre da importância da delicadeza com que podemos tratar certos alimentos. Algumas carnes e embutidos, bem como qualquer outro alimento que tenha uma quantidade e tipo de gordura não propriamente adequados, podem ser ingeridos sim, mas sempre de forma delicada e cuidadosamente degustada para o prazer do paladar. É nesse ponto que reside a importância de sermos comedidos em tudo que fazemos. Buscar o paladar e não a quantidade dos alimentos não é mais um segredo. É apenas a chave para o equilíbrio entre a mente e o corpo. Não há segredo, mas sim a melhor forma de adotarmos uma vida que nos proporcione a harmonia que precisamos para uma vida estável, feliz e, portanto, saudável. Tendo esse maravilhoso dom que a natureza nos proporcionou com as papilas gustativas, basta delicadas tentativas de nos deliciarmos com esses alimentos mais gordurosos, por meio de pequenas quantidades que nos façam sentir a plenitude dos seus sabores.

É mencionado neste livro que o sal pode aparecer como um "vilão" na cozinha dos hipertensos, assim como alguns alimentos e pratos são sabidamente associados a quantidades significativas de sal, como churrascos, feijoada, bacalhoada, entre outros. Alimentos como esses são naturalmente alvo de médicos e nutricionistas, os quais, segundo cada caso, recomendam a redução ou até mesmo a proibição.

Os alimentos sem o sal adicionado na cozinha podem ser muito diferentes no gosto. Muitos acrescentam pequenas quantidades no seu dia a dia e, assim, habituam-se mais facilmente quando decidem retirá-lo totalmente de suas cozinhas. No entanto, boa parte dos indivíduos hipertensos com quem convivo tem enormes dificuldades para diminuir o sal da dieta.

Durante anos, acostumaram-se com quantidades excessivas de sal, até mesmo exageradas. As pessoas que iniciam uma dieta sem sal têm se manifestado de forma muito variável. Alguns aceitam mais do que outros, mas, em geral, a rejeição ao alimento sem adição de sal é bastante frequente. Para os hipertensos, o sal tornou-se um atrativo proibido, o que o faz ainda mais atraente, caracterizando quase um vício de difícil rejeição. O sal é altamente penetrante no paladar e apresenta-se como essencial para realçar o sabor da maioria dos alimentos. No entanto, como bem sabido, trata-se de um grande problema no controle e tratamento da hipertensão arterial.. É nesse ponto que está o detalhe que precisamos trabalhar, esse foco no salgado. Se em vez de acrescentarmos o sal, experimentarmos o alimento sem ele, apenas com seu próprio sabor, inicialmente, percebemos um certo desapontamento. Isso ocorre porque estamos sempre na expectativa de sua presença, acima do sabor natural do alimento puro, apenas como ele é. Deixarmos de adicionar o sal pode e deve ser gradual na maioria das vezes, mas o importante é que, com isso, passamos a perceber melhor o sabor das verduras e legumes como eles naturalmente são. Para os peixes, frangos e diversas carnes, parece mais difícil, mas por que não tentar? O interessante é saber que existem muitas outras formas de realçar os alimentos.

Existe uma grande variedade de alimentos na natureza e com isso a cada dia podemos experimentar diferentes sabores e novas combinações. Frutas , verduras e legumes, amplamente conhecidos como FLV, são alimentos ricos em fibras, vitaminas e minerais, cada uma delas tem componentes indispensáveis, capazes de regular a função intestinal e proteger o corpo de infecções e tumores, por meio de substâncias com propriedades antioxidantes e anti-inflamatórias, conhecidos com compostos bioativos, assim como . os temperos naturais, como a cebola e o alho, amplamente utilizados na culinária . Alimentar-se de FLV é preencher o corpo de saúde. Cada dia em que temos a oportunidade de colorir nossos pratos com belas saladas, damos um passo no sentido de nos preservarmos, conservando nossa mente e nosso corpo.

Esses sabores devem ser cuidadosamente apreciados, como uma degustação diária. O prazer está na qualidade dos alimentos, jamais na quantidade. O importante é podermos sentir o paladar de cada prato, cada legume, cada verdura, cada fruta, ou explorarmos certos pratos, como o feijão e o seu tempero, o paladar do arroz, o frescor da salada.

Os peixes são igualmente interessantes. Merecem destaque devido a suas propriedades naturais e ao seu teor de ômega 3. Esse ácido graxo é reconhecido por sua propriedade de diminuir os níveis sanguíneos de triglicerídeos e colesterol LDL (o mau colesterol) e aumentar o HDL (o bom colesterol). Alguns peixes, como o salmão, o atum e o bacalhau, são ricas fontes desse ácido graxo, sendo sua utilização muito importante como alimento quando possível. Outro peixe que contém o ômega 3 é a sardinha, no entanto, devemos ter cuidado com os enlatados, pois são conservados na presença de grandes quantidades de sal. Entretanto, as outras carnes são também de grande valor, embora devamos ser moderados com a carne vermelha. Esta deve estar presente em alguns momentos e, se possível, em quantidades comedidas, sem exagero. Carnes são constituídas de proteínas, elementos fundamentais para estruturas corporais e substâncias como os hormônios, essenciais para as funções vitais das nossas células.

Em geral, vejo muitas pessoas alimentando-se de forma irregular, pouco saudável. Muitas vezes, em grandes quantidades. *De tout un peu*, e o segredo é comer pouco, diria um antigo professor de Medicina que tive em minha vida. Pode ser mesmo difícil quando se tem o hábito de alimentação farta, com pratos cheios. Dessa forma, mudemos aos poucos, mas continuamente. Após algum período de menos quantidade, habituamo-nos e experimentamos uma leveza corporal da qual não vamos querer nos separar.

A DIETA MEDITERRÂNEA

Vários estudos observacionais feitos em populações de habitantes de países europeus banhados pelo Mar Mediterrâneo foram projetados com o intuito de colher informações acerca dos benefícios da dieta praticada por esses indivíduos. Os maiores interesses foram direcionados à prevalência de doenças comumente conhecidas como as maiores causas de morbidade e mortalidade em todo o mundo. São elas as doenças cardiovasculares já descritas anteriormente, como a aterosclerose e suas consequências sobre o coração e o cérebro; as doenças crônico-degenerativas, como os estados demenciais; as doenças neoplásicas, ou câncer; entre outras. Em vários desses estudos, a observação de que a dieta rica em vegetais, como frutas, legumes e verduras; óleo de oliva; peixes e outros frutos do mar; nozes e castanhas, está relacionada a uma menor incidência e prevalência dessas doenças. De fato, os constituintes principais da dieta mediterrânea são considerados alimentos saudáveis, os quais todos nós podemos ingerir. Seguir essa dieta não é nada difícil ou complexo. Incluímos como alimentos saudáveis a maioria das frutas, legumes e verduras. Outros alimentos do reino vegetal, como os cereais, a soja e o feijão, são bastante nutritivos e recomendados em dietas para diversos fins relacionados à perda de peso, aos hipertensos e diabéticos. Na dieta mediterrânea, a qual está baseada em vegetais, óleo de oliva e frutos do mar, seria interessante que aplicássemos uma regra de proporcionalidade naquilo que ingerimos. Tal regra baseia-se na ingestão de uma maior proporção de FLV em relação aos carboidratos, seguindo-se dos peixes e outros frutos do mar, vindo, em seguida, as aves e, por último, as carnes vermelhas. O princípio poderia ser desenhado por uma pirâmide, na qual a base englobaria a maior quantidade, contendo os vegetais. Por outro lado, no ápice estariam os alimentos que devem ser ingeridos em menor quantidade. Entre os alimentos que devem ser ingeridos com menor frequência e até evitados, teríamos a carne vermelha e os doces.

Ao estudarmos a dieta mediterrânea, podemos observar claramente que, apesar da sugestão de que a proteína animal seja ingerida em menos dias quando comparada, por exemplo, ao queijo e ao feijão, notamos que a carne vermelha se destaca no patamar de menor frequência em relação a todos os outros alimentos. De fato, tomando-se por base os estudos que mostram que a dieta vegetariana, seguida pelas dietas baseadas em peixes e frutos do mar, estas relacionadas a um menor número de eventos cardiovasculares ao longo da vida, nos parece claro que: 1) a proteína animal pode exercer efeitos deletérios sobre o nosso organismo; 2) embora peixes e outros frutos do mar, como os crustáceos, sejam igualmente animais, eles apresentam propriedades benéficas, como ômega 3 e baixos teores de gordura saturada. Dessa forma, para conhecimento de ordem prática, devemos diminuir o aporte de carnes vermelhas, consumindo-a em momentos que reservamos ou especiais, diminuindo, assim, a sua frequência em nossas vidas. Particularmente, entendo que a carne vermelha seja importante em algumas fases de nossas vidas, como na infância e na gravidez, e, por isso, não advogo a sua abolição. Assim, prefiro reservá-la e recomendo aos meus pacientes, e a todos aqueles indivíduos empenhados em iniciar uma dieta mais saudável em suas vidas, que a reservem para alguns momentos especiais, como um encontro com amigos, um almoço em uma churrascaria e alguns dias selecionados com a família. Continue comendo e degustando a carne vermelha, caso queira muito. Mas não se esqueça: o bom de comer é sempre degustar, o que talvez seja o mesmo que dizer "*de tout un peu*".

A DIETA DASH

Com o intuito de melhorar a qualidade da alimentação da população americana, visando, inicialmente, a um melhor controle da hipertensão arterial, por meio de uma dieta com menor quantidade de sódio, o Instituto Nacional de Saúde norte-americano, o National Institutes of Health (NIH), elaborou e instituiu o regime alimentar denominado *Dietary Approach to Stop Hypertension* ou dieta DASH. A dieta tem como princípio a diminuição da ingestão de sódio, associada a uma dieta rica em verduras, legumes e frutas, além de castanhas e produtos lácteos com baixo teor de gordura, todos em quantidades moderadas.

A dieta DASH tem sido advogada por vários nutricionistas e estudiosos que revelam resultados altamente favoráveis no controle da hipertensão arterial, nos níveis de glicose no sangue de diabéticos e na perda de peso e diminuição do perímetro abdominal de indivíduos com sobrepeso e obesidade. Não se trata de uma dieta essencialmente vegetariana, sendo aceitos planos de elaboração de pratos contendo carnes, frangos e peixes, desde que ingeridos com moderação e sempre com baixo teor de gorduras.

A todos os que desejam detalhadas e preciosas recomendações, com características que combinam seus próprios desejos e gostos de sua preferência, bem como a personalização de suas dietas com as necessidades terapêuticas, ou seja, com o tratamento das condições clínicas de cada um, recomendo um suporte nutricional com profissional experiente. O nutricionista saberá adequar de forma particular as necessidades, as restrições e os desejos de cada caso, dando ênfase às peculiaridades concernentes ao controle da glicose, das gorduras, das necessidades proteicas e de outras questões específicas de cada caso.

MIND DIET, A DIETA DA MENTE

A dieta MIND é uma mistura entre as dietas mediterrânea e DASH, com o objetivo de reduzir a demência e o declínio da saúde do cérebro, que geralmente ocorrem à medida que envelhecemos. Ambas as dietas, mediterrânea e DASH, foram pesquisadas exaustivamente e estão associadas à redução da PA, diminuição do risco de doenças cardiovasculares e diabetes tipo 2. Uma das teorias por trás de seus benefícios para a saúde é que os alimentos enfatizados na dieta MIND são ricos em antioxidantes, que podem reduzir o estresse oxidativo. O estresse oxidativo é definido como um desequilíbrio entre a produção de radicais livres e as defesas antioxidantes, e a exposição prolongada pode causar danos às células (principalmente ao cérebro). Além disso, como a dieta MIND é uma combinação da dieta mediterrânea e da dieta DASH, acredita-se que tenha um efeito semelhante na melhora da saúde cardiovascular e na redução do risco para desenvolvimento de hipertensão arterial e diabetes, ambos considerados fatores de risco para a doença de Alzheimer.

Integrando os princípios das dietas mediterrânea e DASH, a dieta MIND foi criada com alimentos que devem ser incluídos na dieta e alimentos que devem ser evitados.

- Alimentos que devem ser incluídos Vegetais de folhas verdes, nozes, azeite, grãos integrais, peixe, feijões e aves;
- Alimentos que devem ser evitados → Manteiga/margarina, queijo, carne vermelha, frituras e doces.

PLANT BASED — VEGETARIANISMO

Não há como debater a ciência. Diversos estudos revelam que uma dieta repleta de alimentos vegetais faz maravilhas por sua saúde. Mas o que exatamente é uma dieta baseada em vegetais e como ela se compara a uma dieta vegana ou vegetariana? Devemos nos livrar de carne e laticínios?

Uma dieta baseada em vegetais terá uma participação muito maior de alimentos baseados no reino vegetal no seu prato: vegetais, legumes, frutas, leguminosas (feijões, lentilhas, grão de bico), grãos integrais, oleaginosas e sementes. Quanto mais esses alimentos se assemelham à forma como são encontrados na natureza (ou seja, menos processamento) e quanto mais deles houver no seu prato, melhor será para o seu corpo.

Essa maneira de comer não é restritiva, pois as pessoas que seguem uma dieta baseada principalmente em vegetais podem, ainda, optar por comer pequenas quantidades de carne, aves, peixes, frutos do mar e laticínios (dieta também conhecida como semivegetariano, flexitariano ou pescatariano). Os vegetarianos limitam-se a comer alimentos do reino vegetal, fazendo uso apenas de ovo, leites e derivados como fontes alimentares do reino animal, sendo conhecidos como ovolactovegetarianos, lactovegetarianos ou ovovegetarianos. Já os veganos só consomem alimentos do reino vegetal, até mesmo no que tange a matérias-primas de roupas, cosméticos e qualquer produto para uso pessoal, que não devem ser testados ou ter qualquer relação com produtos de origem animal.

No quadro, a seguir, descubra diferentes estilos de alimentação à base de plantas.

Quadro 1 – Dietas do espectro vegetarianos

Nome da dieta	Descrição
Semivegetariano ou flexitariano	Inclui ovos e laticínios e pode incluir pequenas quantidades de carnes, aves, peixes e frutos do mar
Pescetariano	Inclui ovos, laticínios, peixes e frutos do mar; exclui carnes e aves
Ovovegetariano	Inclui ovos; exclui carnes, aves, peixes, frutos do mar e laticínios
Lactovegetariano	Inclui laticínios; exclui carnes, aves, peixes, frutos do mar e ovos
Vegetariano (também conhecido como ovolactovegetariano)	Inclui ovos e laticínios; exclui carnes, aves, peixes e frutos do mar
Vegano	Exclui todas as carnes, aves, peixes, frutos do mar, ovos e laticínios

Uma dieta centrada em muitos alimentos vegetais integrais, minimamente processados, reduz o risco de doenças cardíacas e beneficia a sua saúde em geral. Pessoas que seguem uma dieta vegana ou vegetariana geralmente têm PA mais baixa, LDL mais baixo e açúcar no sangue mais controlado, assim, podem reduzir a inflamação no corpo, muito comum em pessoas com obesidade, por exemplo. Porém, o principal ponto a ser observado ao examinar as evidências científicas é que os veganos e vegetarianos tendem a levar uma vida mais saudável em geral.

Mas cuidado ao pensar que toda dieta vegetariana ou à base de plantas é sempre saudável! As batatas fritas, biscoitos, macarrão, pães, refrigerantes e alimentos ultraprocessados que foram elaborados sem fonte animal (como a carne do futuro ou hamburgueres e salsichas sem carne) são considerados alimentos veganos/vegetarianos, porém, o excesso de gordura saturada, carboidratos, açúcar e sal de qualquer fonte não são bons para a saúde.

Lembre-se de que todos os alimentos que foram altamente processados devem ser evitados, sejam eles à base de plantas ou não. Aprenda a ler os rótulos dos alimentos para escolher os produtos certos para você.

O PRAZER NA COZINHA

"Todos nós apreciamos belos pratos sobre uma mesa pronta para uma refeição. Saladas coloridas, ressaltadas com o vermelho do tomate, o verde da alface e as cores das hortaliças em geral. Diversas cores em combinações tradicionais, como a cenoura, a abóbora, a couve e o espinafre. O brócolis, as carnes e os peixes em arranjos finamente decorados, acompanhando batatas, purês e legumes cozidos. Que tal nos encantarmos com os belos produtos, deliciosos e coloridos frutos da natureza?"

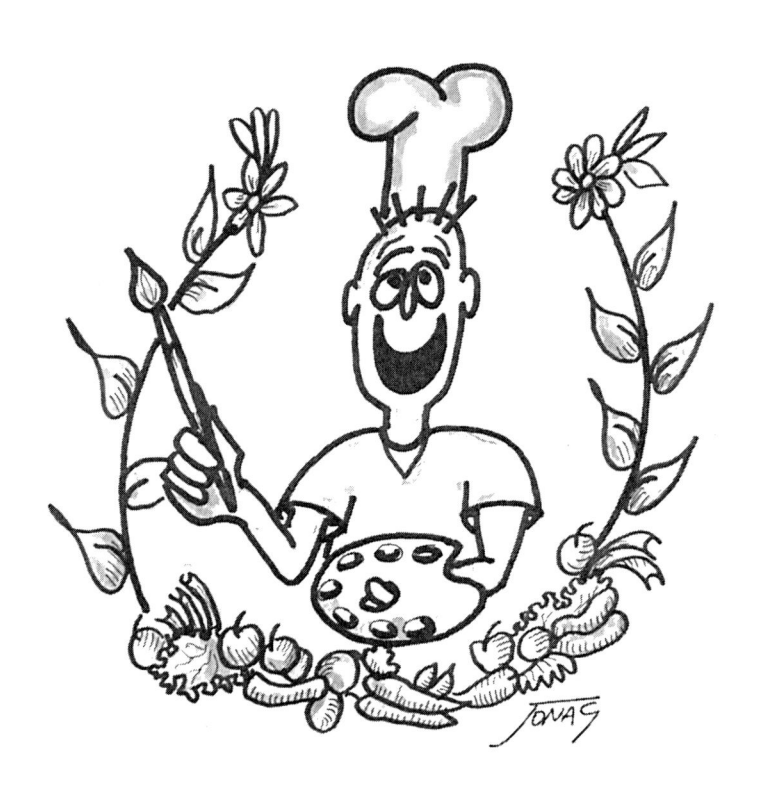

COMER SEM SAL É POSSÍVEL?

Ao longo dos anos, tenho levado a pacientes e amigos minha experiência pessoal no tratamento e controle da hipertensão arterial. Como médico nefrologista, tenho a oportunidade e até o privilégio de tratar e controlar a PA de muitas pessoas que me procuram no consultório e no hospital. Devido ao fato de também ser hipertenso, aprendi a preparar refeições sem a utilização do sal, empregando vários outros temperos e ervas.

Em nossa prática clínica com os pacientes, abordamos esses aspectos de grande importância no controle da hipertensão. No entanto, sinto-me propenso a sugerir alternativas que pessoalmente pratico e creio que com muito sucesso.

Temos uma regra rígida: baixos níveis de sódio na dieta. No entanto, devemos atentar para os cuidados especiais com indivíduos cardiopatas e idosos, pois estes podem apresentar quedas de pressão que podem culminar em acidentes vasculares ou síndromes coronarianas agudas. Essa é a outra face das dietas com teor de sal muito baixo, principalmente quando os indivíduos fazem uso regular de medicação anti-hipertensiva. A vulnerabilidade aos episódios de hipotensão, principalmente postural, ou seja, quando as pessoas se levantam ou ficam de pé, frequentemente de forma súbita, pode ocorrer quando submetidas a altas temperaturas. Em episódios de diarreia ou outras formas de desidratação, como suor excessivo, pode ocorrer hipotensão (queda da pressão arterial), levando a baixo fluxo sanguíneo para os órgãos vitais. De fato, advogo e, pessoalmente, utilizo a dieta sem sal, no entanto, como me alimento também fora de casa, não excluo o sal completamente de minha vida. Assim, chamo a atenção para que hipertensos façam sim uma dieta com pouco sal, mas com cuidado para não o isentar completamente de sua vida. Os perigos da hipotensão em alguns casos podem ser graves, tanto quanto episódios de hipertensão.

Se por um lado temos que evitar o sal, mas de forma cuidadosa, o potássio, outro elemento de grande importância em nossas vidas, deve ser ingerido sempre. Como o elemento mais importante e mais abundante no interior de nossas células, o potássio constitui-se em coadjuvante importante no controle da PA. Mas, atenção, pois a restrição do potássio é necessária em casos de insuficiência renal.

Além disso, você pode usar e abusar dos temperos naturais. Para isso, confira as dicas a seguir.

Quadro 2 – Temperos naturais

Erva	Sabor característico	Combinações
Alecrim	Picante, aromático e oleoso	Carnes (porco, frango e carneiro), pães, mandioca e batata
Azedinha	Aromático e ácido	Peixes, saladas, legumes e o famoso arroz-de-cuxá
Cebolinha verde	Suave	Saladas, sopas, cremes, purês, carnes ensopadas, creme de milho e peixes
Coentro	Forte e muito aromático	Peixes, frutos do mar, comida asiática e do Oriente Médio; pratos elaborados com iogurte
Endro ou dill	Delicado	Salmão, peixes defumados, batata, batata-doce, elaborações à base de creme de leite e saladas
Estragão	Aromático e refrescante	Molhos cremosos à base de leite, ovos, tomate e frango
Hortelã	Forte e doce	Sopas frias, carne de porco e carneiro, saladas, pepino, elaborações à base de trigo e sopas frias
Manjericão	Adocicado, suave, aromático e levemente apimentado	Sopas quentes à base de tomate, molho de tomate, massa, *pesto*, frutos do mar, peixes e saladas de folhas verdes
Orégano	Doce, aromático e levemente apimentado	Bifes, carnes grelhadas, molho de tomate e saladas
Salsinha	Fresca, suave	Carnes, risotos, legumes refogados, ovos e sopas
Sálvia	Aromático e levemente amargo	Carnes (coelho, caça, peru, vitela e porco), ricota, massas, arroz, milho e trigo
Tomilho	Intensamente aromático	Carnes assadas de todos os tipos

BOUQUET GARNI

Ingredientes:

2 ramos de tomilho fresco;

1 folha de louro;

1 ramo de salsão/aipo;

1 ramo de salsa.

Modo de preparo:

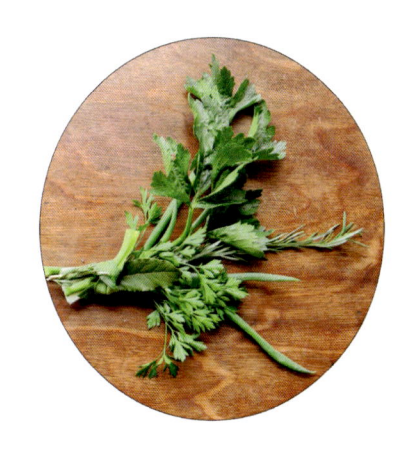

1. Lavar os ingredientes e cortá-los aproximadamente do mesmo tamanho;

2. O conceito é muito simples: colocar as ervas uma em cima da outra, amarrá-las com um barbante culinário e mergulhá-las em água fervente;

3. O barbante, assim como o buquê, será retirado na hora certa, isto é, no final do cozimento.

Observações: *o Bouquet garni é uma forma francesa de aromatizar a água do cozimento dos alimentos. Tradicionalmente, é uma combinação de tomilho, louro, salsinha e aipo, embrulhados em uma lâmina de alho-poró. Para variar o sabor, utilize outras combinações, como salsinha, louro e alecrim; salsinha, louro e cebolinha verde; salsinha, louro, cebolinha verde e tomilho; salsinha, louro, tomilho e aipo; salsinha, tomilho e manjerona; salsinha, louro e orégano; salsão, louro, tomilho e alho-poró; salsão, louro, tomilho, alho-poró e alecrim; sálvia, louro, tomilho, alecrim, sálvia e dill.*

SAL DE ERVAS

Ingredientes:

2 pacotes de alecrim desidratado;

2 pacotes de manjericão desidratado;

2 pacotes de manjerona desidratada;

2 pacotes de orégano desidratado;

2 pacotes de cheiro-verde desidratado;

200 gramas de sal grosso moído, sal marinho ou sal rosa.

Modo de preparo:

1. Bata todos os ingredientes no liquidificador;

2. Armazene em vidro com tampa e use para temperar os alimentos.

Observação: você pode acrescentar alho e cebola desidratados à receita.

GERSAL

Ingredientes:

1 xícara de gergelim branco;

1 colher (chá) de sal marinho.

Modo de preparo:

1. Coloque o gergelim em uma frigideira em fogo baixo por cerca de 3 minutos, com cuidado para não torrar;

2. Em um liquidificador, bata o sal e o gergelim na função pulsar. Armazene em pote de vidro com tampa.

Observações: você pode acrescentar gergelim preto e outras ervas desidratadas à receita. O gergelim é considerado fonte de cálcio, ferro, zinco, selênio e vitaminas do complexo B. Tem sabor suave e é uma ótima opção para harmonizar com os alimentos, contribuindo para a redução da ingestão de sódio no dia a dia.

TIPOS DE SAL

Tipos de sal	Características	Sódio em 1 g de sal
Refinado ou sal de cozinha	Passa por um processo de refinamento (remoção de impurezas) que leva à perda de minerais; são acrescentados aditivos, incluindo antiumectantes. No Brasil, o iodo passou a ser adicionado para prevenção de bócio na população; possui textura solta e fina e é usado em diversas preparações por ser homogêneo. É considerado a principal fonte de sódio da alimentação.	400 mg[2]
Grosso	Não passa por refinamento e o processo de cristalização é mais lento quando comparado ao do sal refinado. É a versão anterior ao sal de cozinha, tendo cristais maiores e sendo utilizado em churrascos.	400 mg[2]
Marinho	É o estágio intermediário entre o sal de cozinha e o sal grosso. É retirado de forma manual de lagos de evaporação e não passa por processos de refinamento tão extensos quanto o sal refinado, preservando os minerais. Pode ser fino ou grosso e ter diferentes colorações, dependendo de onde foi retirado e da combinação de minerais. Geralmente, é usado na finalização de alimentos ou em churrascos[1].	420 mg[2]
Rosa do Himalaia	Extraído na região do Himalaia (China, Paquistão, Índia, Nepal e Butão), não passa por refinamento e tem mais de 80 minerais, incluindo cálcio, magnésio, potássio, cobre e ferro. Não é indicado para pessoas que apresentam restrição de potássio. Além de ser rico em sódio, tem coloração rosada pela presença de óxido de ferro e sabor suave, sendo utilizado na finalização de preparações culinárias.	230 mg[2]
Light	Consiste em 50% de cloreto de sódio e 50% de cloreto de potássio. Tem menor teor de sódio do que o refinado. Indivíduos com restrição de potássio, como aqueles com insuficiência renal, devem ficar atentos, pois o consumo de sal *light* pode elevar a ingestão de potássio.	197 mg[2]
Flor de sal	Consiste em cristais da camada superficial das salinas e apresenta mais sódio que o sal refinado. A sua textura é crocante e tem sabor intenso, sendo usado em doces e após a preparação dos alimentos.	450 mg[2]

RECEITAS

CAFÉ DA MANHÃ E LANCHES

Pão de abóbora

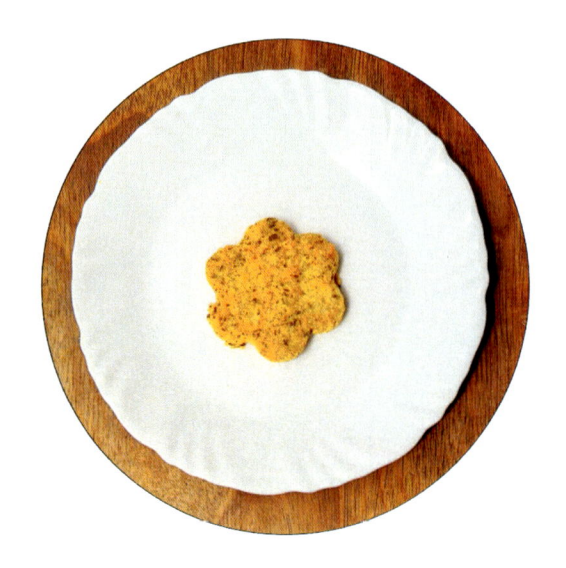

Ingredientes:

100 gramas de abóbora cozida sem casca;

1 ovo;

1 colher (sopa) de farinha de linhaça;

1 colher (chá) de fermento em pó;

1/2 colher (chá) de azeite de oliva extravirgem.

Modo de preparo:

1. Amasse a abóbora com um garfo;

2. Misture os outros ingredientes, unte uma xícara de vidro com azeite e despeje a massa;

3. Leve ao micro-ondas por 4 minutos.

Rendimento: 1 porção.

Dicas da nutri:

- Para redução do teor de potássio, após descascar e picar os legumes, ferva em água por 10 minutos e despreze a água do cozimento;
- A linhaça aumenta o valor nutricional da receita por ser rica em fibras, ômega 3 e contribuir para um efeito anti-inflamatório;
- Com essa receita, você economizará 198 mg de sódio comparado a 1 unidade de pão francês e a 6 biscoitos de água e sal;
- Você sabia que essa receita pode ser consumida por quem tem hipertensão arterial sistêmica e diabetes mellitus, que são fatores de risco para doenças renais crônicas? A perda de peso sustentável, por meio de uma alimentação balanceada, variada e reduzida em sódio (uma prioridade na saúde pública), pode trazer melhorias a indivíduos com doença renal associada à obesidade.

Pão de queijo *low carb*

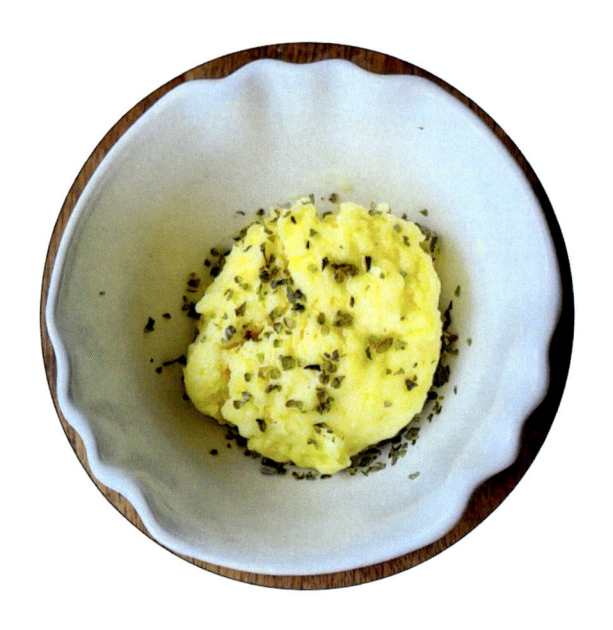

Ingredientes:

2 colheres de sopa de requeijão *light* com teor reduzido de sódio;

1 ovo;

1 colher (chá) de fermento em pó;

1/2 colher (chá) de azeite de oliva extravirgem;

Orégano a gosto.

Modo de preparo:

1. Misture todos os ingredientes com um garfo;

2. Coloque em um pote de vidro pequeno untado com um fio de azeite, leve ao micro-ondas por 3 minutos. Retire, desenforme e finalize com orégano.

Rendimento: 1 porção.

Dica da nutri:

- Utilize ervas aromáticas como o orégano, com possíveis propriedades antioxidantes, antifúngicas e antibacterianas;
- Essa receita tem 164 mg de sódio, enquanto 100 g de pão de queijo industrializado tem 773 mg de sódio;
- São exemplos de alimentos ricos em sódio (e nutricionalmente desbalanceados) produtos industrializados e ultraprocessados, incluindo: queijos amarelos (parmesão, prato, provolone), sanduíches prontos, embutidos (presunto, mortadela, salaminho) e produtos prontos para serem consumidos, como pão de queijo.

Panqueca prática de linhaça

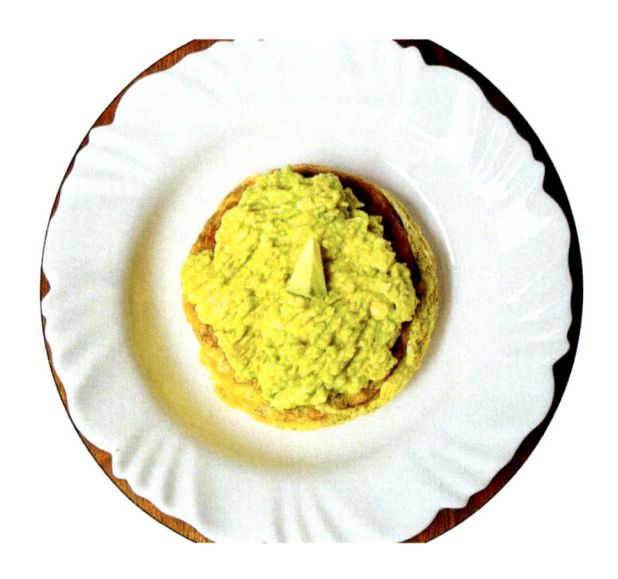

Ingredientes:

2 ovos;

1 colher (sopa) de farinha de linhaça.

Modo de preparo:

1. Misture todos os ingredientes, batendo os ovos até ficarem uniformes;

2. Despeje a mistura em uma frigideira e doure dos dois lados. Sirva a panqueca ainda quente.

Rendimento: 1 porção.

Dicas da nutri:

- Fica uma delícia com recheio de pasta de abacate: misture ½ abacate amassado, caldo de ¼ de limão e 1 colher de chá de azeite;
- Essa panqueca, com a pasta de abacate, tem 128 mg de sódio. A versão industrializada, por sua vez, tem 509 mg de sódio. As pastas prontas, como a de presunto, tem 164 mg de sódio por colher de sopa;
- Fique atento aos rótulos dos alimentos. Descascar mais e desembalar menos é uma opção mais saudável.

Waffle light de aveia

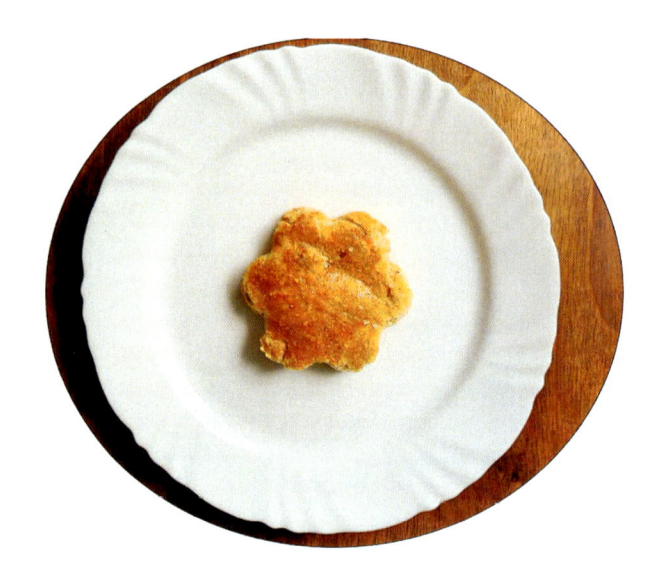

Ingredientes:

2 claras;

4 colheres (sopa) de farelo de aveia;

6 colheres (sopa) de leite semidesnatado;

1 colher (chá) de fermento em pó;

1/2 colher (chá) de azeite de oliva extravirgem.

Modo de preparo:

1. Bata todos os ingredientes no liquidificador, exceto o fermento;

2. Coloque a massa em uma frigideira untada com o azeite;

3. Deixe dourar dos dois lados e sirva em seguida.

Rendimento: 1 porção.

Dicas da nutri:

- Sirva com cobertura de frutas, como morangos e banana-maçã, que não têm elevadas quantidades de potássio (caso haja indicação de restrição de potássio na dieta);
- Para os ovolactovegetarianos, basta trocar o leite por bebida vegetal;
- Farelo de aveia: rico em fibras solúveis, contribui para a função intestinal. Apresenta beta glucanas, auxilia no controle glicêmico das refeições, no aumento de saciedade e na modulação dos níveis de colesterol, dentro do contexto de uma alimentação saudável;
- Ao trocar o *waffle* industrializado pelo caseiro, você deixará de consumir 542 mg de sódio.

ALMOÇO

Ratatouille aromático

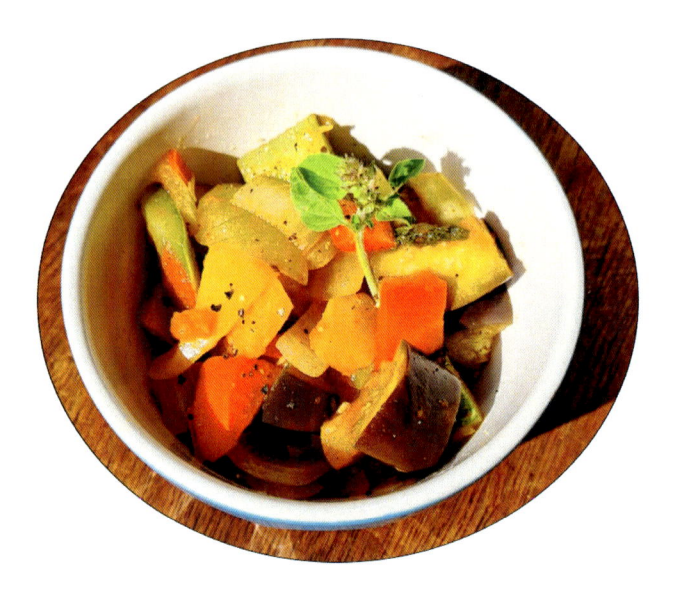

Ingredientes:

6 cebolas;

6 tomates;

6 abobrinhas italianas;

1 berinjela;

1 pimentão amarelo;

1 pimentão vermelho;

2 dentes de alho;

1 folha de louro;

1 colher (sopa) azeite de oliva extravirgem;

Pimenta-do-reino a gosto;

Manjericão fresco a gosto.

Modo de preparo:

1. Higienize os legumes (veja, a seguir, nas dicas da nutri) e corte-os em cubos;

2. Retire as sementes do pimentão e pique em tiras;

3. Coloque o azeite na panela, acrescente as cebolas cortadas em rodelas e deixe dourar levemente. Em seguida, acrescente o alho picado;

4. Junte os legumes, o louro e os temperos restantes e mexa bem, mas com cuidado para não "machucar" os legumes;

5. Cozinhe em fogo baixo com panela semitampada até que os legumes fiquem "molinhos".

Rendimento: 5 porções.

Dicas da nutri:

- Essa preparação pode ser consumida por veganos e vegetarianos por não conter alimentos de origem animal;
- Ao evitar a adição de 2 colheres de chá de sal de cozinha, você economiza 3.100 mg de sódio;
- Higienização dos alimentos: coloque em imersão em solução sanitizante de 15 a 30 minutos na proporção de 1 colher (sopa) de hipoclorito de sódio a 2,5% (10 mL) ou água sanitária (sem alvejante) para cada 1 L de água. Seque com papel toalha ou centrífuga de alimentos. Atenção: vinagre e bicarbonato de sódio não são adequados para remover bactérias;
- Higienização de superfícies de manipulação dos alimentos: coloque a solução de 1 colher (sopa) de água sanitária para cada 1 L de água e enxague ou faça uso de álcool 70%, não necessitando de enxague.

Espetinho misto com legumes

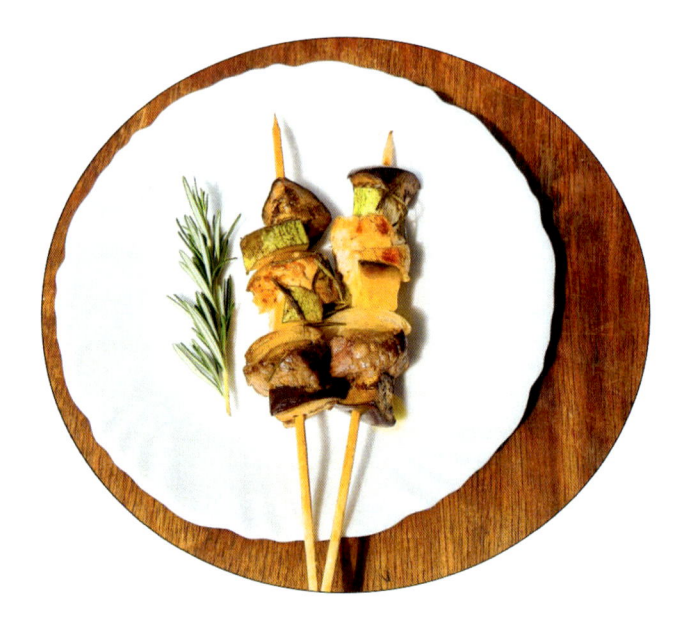

Ingredientes:

300 gramas de bife de alcatra;

300 gramas de peito de frango;

1 abobrinha;

1 berinjela;

1 cebola;

5 colheres (chá) de alecrim;

1 colher (sopa) de azeite de oliva extravirgem;

Espetos de madeira para churrasco;

Pimenta-do-reino a gosto.

Modo de preparo:

1. Corte o frango, a carne e os legumes em cubos grandes e reserve;

2. Faça espetinhos colocando um cubo de carne, um de frango e alternando os legumes;

3. Faça uma mistura de azeite, alecrim e pimenta-do-reino moída e tempere os espetinhos. Leve a uma frigideira e sirva em seguida.

Rendimento: 6 porções.

Dicas da nutri:

- Alecrim: tem sabor e aroma marcantes, pode auxiliar na melhora da digestão e tem efeito diurético;
- Incluir vegetais nas preparações pode auxiliar no aumento da diurese, por isso, coloque os legumes em maior proporção no espetinho;
- Ao evitar temperos prontos para bifes, churrasco e assados, você deixará de consumir 1.142,0 mg de sódio por colher de chá;
- Ao deixar de consumir a receita original com 2 linguiças suínas, você deixará de consumir 1.431 mg de sódio.

Escondidinho de inhame com falsa carne-seca

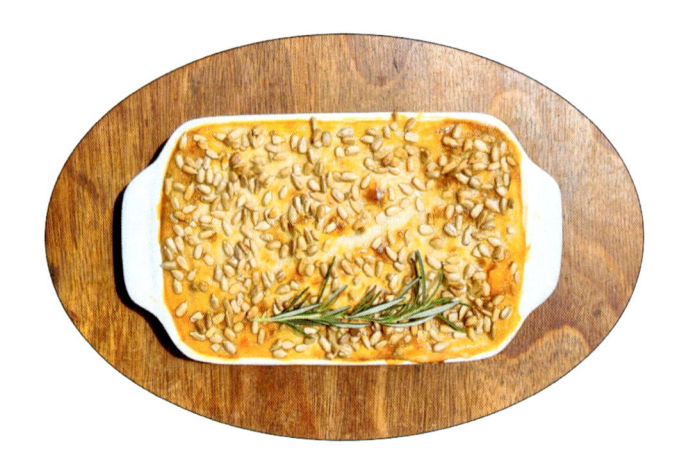

Ingredientes:

1 kg de inhame sem casca;

2 cebolas;

1 tomate;

1 cenoura;

1 talo de salsão;

600 g de carne de lagarto redondo;

2 colheres de sopa de cheiro-verde;

2 tomates sem sementes;

2 folhas de louro;

2 colheres (sopa) de azeite de oliva extravirgem;

Tomilho a gosto;

Alecrim a gosto;

Cheiro-verde a gosto;

Pimenta-do-reino a gosto.

Modo de preparo:

1. Descasque o inhame, pique em cubos grandes e cozinhe em água;

2. Após cozido, despreze a água e utilize um amassador de batatas até que vire um purê. Reserve;

3. Em uma panela de pressão, adicione o azeite e deixe a carne dourar dos dois lados. Coloque água até cobrir metade da peça de carne. Junte as folhas de louro, o alho, o salsão, uma cebola e o tomate picado. Cozinhe por 25 minutos, espere esfriar e desfie a carne;

4. Pique a outra cebola, acrescente a cenoura picada em cubos, coloque o tomilho, o alecrim e a pimenta-do-reino e refogue em uma panela. Misture com a carne desfiada;

5. Coloque a carne desfiada no fundo do refratário e cubra com o purê. Finalize com o cheiro-verde picado.

Rendimento: 4 porções.

Dicas da nutri:

- Ao utilizar lagarto desfiado em vez da carne-seca, você economizará 11.388 mg de sódio. Um pacote de escondidinho de carne moída industrializado também tem elevado teor de sódio: 1.374 mg;
- Estratégias nutricionais eficazes para redução do sódio incluem utilizar ervas frescas e especiarias nas preparações, pois são substitutas de condimentos e temperos com elevado teor de sódio.

Arroz com ervilhas

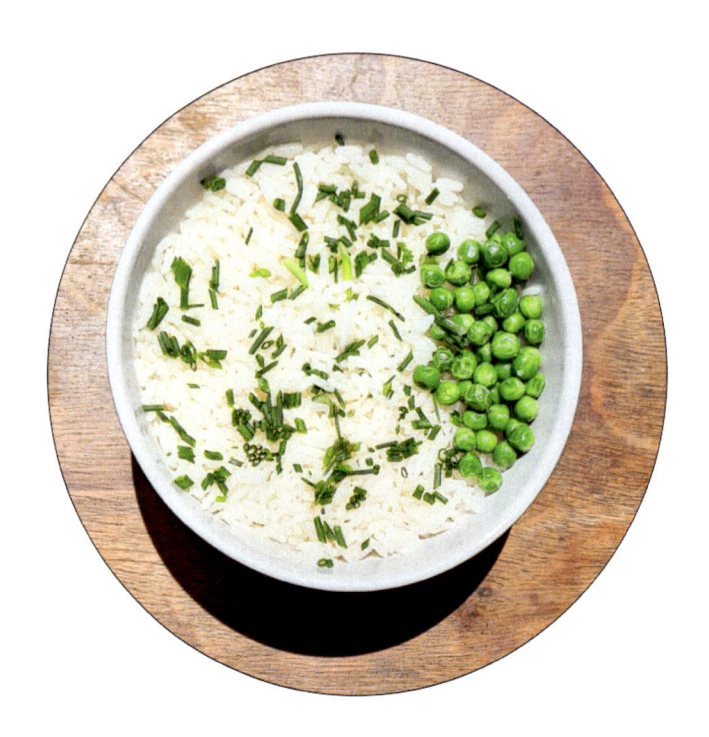

Ingredientes:

2 xícaras (chá) de arroz;

1 xícara (chá) de ervilhas congeladas;

4 xícaras (chá) de água filtrada;

1 colher (chá) de tempero caseiro de alho;

1 cebola;

Cheiro-verde a gosto.

Ingredientes do tempero caseiro de alho:

1/2 cabeça de alho;

1 cebola;

½ xícara de azeite de oliva extravirgem;

3 colheres (sopa) de cheiro-verde desidratado;

1 ½ colher (sopa) de manjericão desidratado;

1 colher (chá) de pimenta calabresa desidratada (opcional).

Modo de preparo:

1. Para o tempero caseiro de alho, bata todos os ingredientes no liquidificador, coloque em recipiente fechado de vidro e mantenha na geladeira;

2. Em uma panela, ferva a água em fogo baixo e acrescente o arroz, a cebola picada e o tempero caseiro de alho e misture. Cozinhe por 30 minutos;

3. Adicione as ervilhas congeladas e deixe cozinhar por mais 5 minutos ou até que o arroz absorva toda a água e as ervilhas descongelem. Finalize com cheiro-verde picado.

Rendimento: 3 porções.

Dicas da nutri:

- Para aumentar o valor nutricional da preparação, acrescente folhas de sálvia ou legumes como cenoura ralada;
- As ervilhas são opcionais, mas é importante ressaltar que enlatados (extrato de tomate, conserva de milho e de ervilhas) são ricos em sódio: 1 xícara (chá) de ervilhas enlatadas tem 446 mg de sódio[4]. Procure substituir pela versão congelada, que apresenta 0 mg de sódio;
- Temperos prontos de alho também devem ser evitados, pois contêm 1.020 mg de sódio por colher de chá. Procure acostumar seu paladar ao sabor natural dos alimentos;
- O alho é um alimento prebiótico que pode contribuir para a modulação da PA e do colesterol.

Feijão com ervas

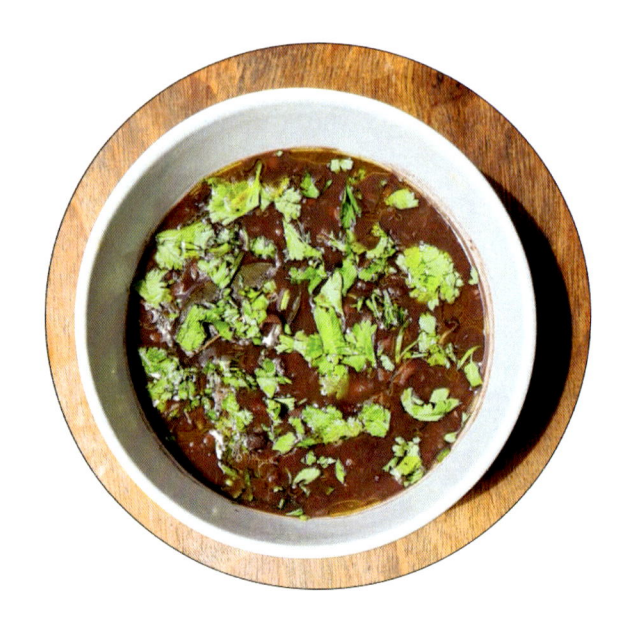

Ingredientes:

2 xícaras (chá) de feijão preto;

6 xícaras (chá) de água;

2 dentes de alho;

1 colher (sopa) de azeite de oliva extravirgem;

2 folhas de louro;

1 colher (sopa) de alho-poró;

1 colher (sobremesa) de manjericão;

1 colher (sobremesa) de orégano;

1 colher (chá) de cominho;

Coentro a gosto.

Modo de preparo:

1. Lave o feijão e, em seguida, deixe-o de molho em uma tigela com água por 12 horas, trocando a água nesse período. Coloque o feijão para cozinhar por 10 minutos e troque a água novamente;

2. Em uma panela de pressão, coloque a água e as folhas de louro e cozinhe o feijão em fogo médio. Quando começar a apitar, deixe cozinhar por mais 10 minutos. Desligue o fogo e deixe o vapor da panela sair totalmente antes de abrir;

3. Em uma frigideira, refogue as ervas e o alho no azeite por 2 minutos, acrescente ao feijão e cozinhe em fogo baixo por 10 minutos.

Rendimento: 6 porções.

Dicas da nutri:

- Tempere o feijão com temperos naturais e ervas (alho, manjericão, cebola, cebolinha, salsinha, alecrim, louro, orégano). Dessa forma, terá uma refeição com baixo teor de sódio e saborosa;
- Para acrescentar uma textura semelhante ao paio, utilize o músculo bovino na preparação. Ao fazer essa troca, você deixará de consumir 687 mg de sódio;
- O remolho e a troca da água do feijão auxiliam na redução de potássio (caso haja orientação), além de melhorar a digestibilidade.

Macarrão oriental de arroz ao sugo

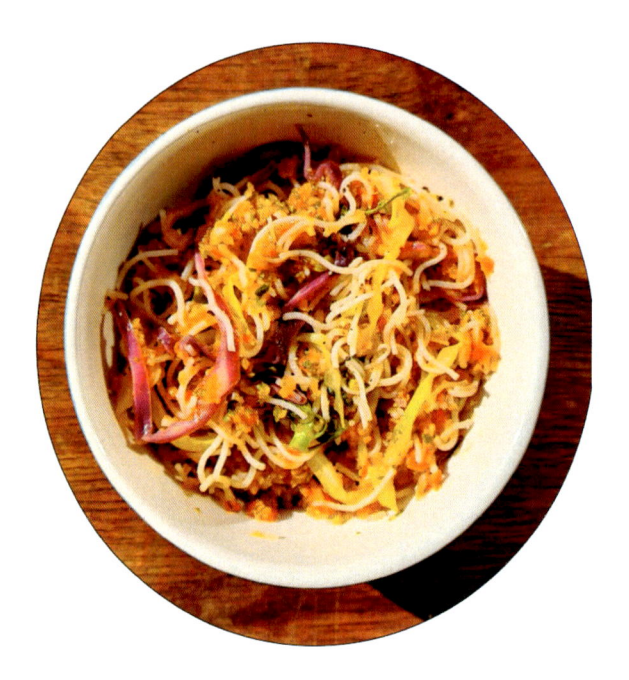

Ingredientes:

100 gramas de macarrão de arroz (bifum);

2 xícaras (chá) de legumes picados (brócolis, repolho verde, repolho roxo, couve-flor);

1 colher (sopa) de azeite de oliva extravirgem;

½ colher (chá) de gengibre em pó.

Ingredientes para o molho de tomate caseiro:

4 tomates italianos;

1 cenoura;

½ xícara (chá) de água filtrada;

1 colher (chá) do tempero caseiro de alho (ver receita no tópico de arroz com ervilhas);

1 cebola;

1 colher (sopa) de azeite de oliva extravirgem;

Manjericão fresco a gosto.

Modo de preparo do molho de tomate caseiro:

1. Lave e corte os tomates em quatro partes, retirando as sementes;

2. Bata no liquidificador a água filtrada, a cenoura, a cebola e o tomate em cubos;

3. Em uma panela, refogue o tempero de alho no azeite, acrescente os demais ingredientes e leve ao fogo baixo até engrossar. Finalize com manjericão.

Modo de preparo do macarrão:

1. Em uma tigela, hidrate o macarrão em água fervente por 5 minutos. Escorra e reserve. Coloque o azeite e os legumes na frigideira e refogue por 2 minutos;

2. Acrescente o macarrão, o molho de tomate caseiro e o gengibre em pó e cozinhe por 1 minuto. Sirva em seguida.

Rendimento: 2 porções.

Dicas da nutri:

- Já parou para pensar como anda o seu consumo de sódio? O macarrão instantâneo com o tempero, por exemplo, tem 1.522 mg de sódio, o que corresponde a 76% da recomendação diária de sódio para a população em geral. A mesma quantidade de macarrão de arroz (80 g) apresenta 28 mg de sódio;
- O molho de tomate, por sua vez, contém aditivos químicos, açúcar e 105,3 mg de sódio por colher de sopa. Dê preferência à versão caseira para diminuir a ingestão habitual de sódio;
- Ao retirar o queijo ralado, você reduzirá o sódio em 305 mg (por colher de sopa);
- Para tornar a refeição mais nutritiva, mescle o macarrão com legumes variados.

Bacalhau à moda espanhola com legumes

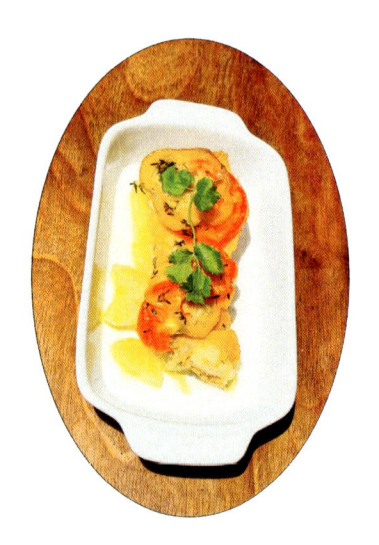

Ingredientes:

2 postas de bacalhau;

1 cebola;

1 dente de alho;

4 batatas yacon;

2 tomates;

1 pimentão vermelho;

1 pimentão amarelo;

1 colher (sopa) de temperos (alecrim, orégano, manjericão, *curry*, coentro);

2 colheres (sopa) de azeite de oliva extravirgem.

Modo de preparo:

1. Para dessalgar o bacalhau: no dia anterior, lave o bacalhau sob água corrente para retirar o excesso de sal. Em um refratário, cubra o bacalhau com água e deixe de molho por 24 horas na geladeira. Troque a água fria pelo menos cinco vezes durante esse período. Parta as postas de bacalhau em três partes;

2. Descasque as batatas e corte em rodelas grossas;

3. Em um refratário, coloque uma camada fina de cebola em rodelas, acrescente as batatas, o alho picado, o bacalhau, os tomates e os pimentões em rodelas, nessa sequência, e assim sucessivamente;

4. Acrescente os temperos e finalize com azeite. Leve ao forno médio por 30 minutos. Bom apetite!

Rendimento: 4 porções.

Dicas da nutri:

- Depois de dessalgar o bacalhau, não salgue novamente;
- Para melhora da diurese, acrescente legumes à preparação;
- Ao evitar as 2 colheres (sopa) de azeitonas pretas, presentes na receita original, você deixará de consumir 349 mg de sódio;
- O consumo de, ao menos, 5 porções ao dia de hortaliças, legumes e frutas pode auxiliar na melhora da composição da microbiota intestinal, no aumento do consumo de vitaminas e minerais, na perda de peso e de gordura corporal, no aumento da saciedade, na melhora da inflamação e na saúde, inclusive dos rins.

JANTAR

Pizza vegana colorida de couve-flor

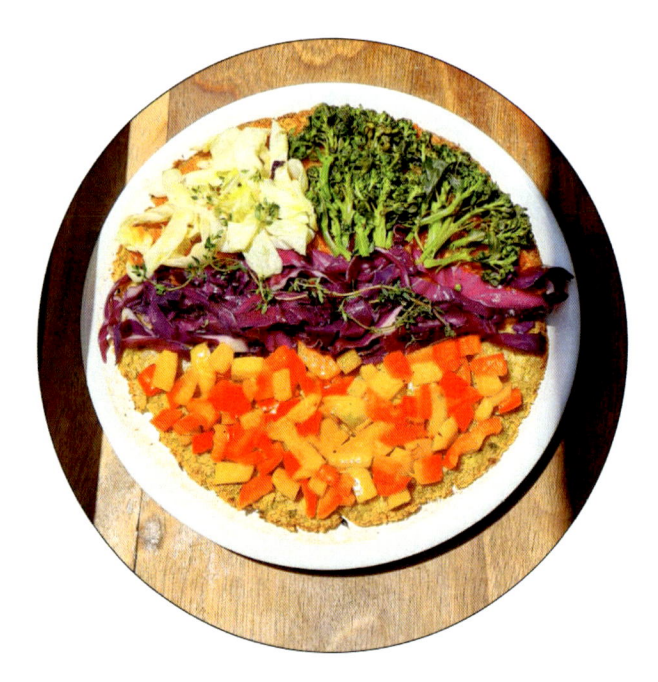

Ingredientes:

2 xícaras (chá) de couve-flor ralada;

1 xícara (chá) de farelo de aveia;

½ colher (chá) de cúrcuma;

2 xícaras (chá) de legumes picados (tomate cereja, pimentão vermelho e amarelo, repolho, cebola roxa e brócolis cozido);

Orégano a gosto.

Ingredientes do "ovo" vegano:

1 colher (sopa) de farinha de linhaça;

2,5 colheres (sopa) de água filtrada.

Modo de preparo do "ovo" vegano:

1. Misture a farinha de linhaça e a água filtrada;

2. Deixe descansar por 10 minutos até a mistura formar um gel.

Modo de preparo da massa:

1. Rale a couve-flor e cozinhe por 5 minutos. Aguarde esfriar;

2. Misture a couve-flor com o "ovo" vegano, a cúrcuma, o farelo de aveia e o orégano até obter uma massa homogênea;

3. Unte uma assadeira com um fio de azeite e vá abrindo a massa com as mãos;

4. Pré-aqueça o forno a 180 ºC e deixe assar por cerca de 40 minutos, virando na metade do tempo. Espere esfriar e retire a massa cuidadosamente, com auxílio de uma espátula para não quebrar;

5. Acrescente o molho de tomate caseiro e, em seguida, os legumes. Asse a pizza por mais alguns minutos e pronto!

Rendimento: 4 porções.

Dicas da nutri:

- A cúrcuma é uma especiaria com possível efeito anti-inflamatório e antioxidante. É indicada a combinação com a pimenta-do--reino por aumentar a absorção de seus compostos benéficos. Pode ser utilizada no arroz, peixes, ovos e legumes para dar coloração e sabor;
- Ao evitar o milho enlatado, você deixará de consumir 260 mg de sódio por colher de sopa;
- A receita original tinha 500 g de muçarela, correspondendo a 1.865 mg de sódio, e a pizza de muçarela industrializada, pronta para consumo, também apresenta elevado teor de sódio: 2.436 mg.

Hambúrguer de tilápia com toque de limão

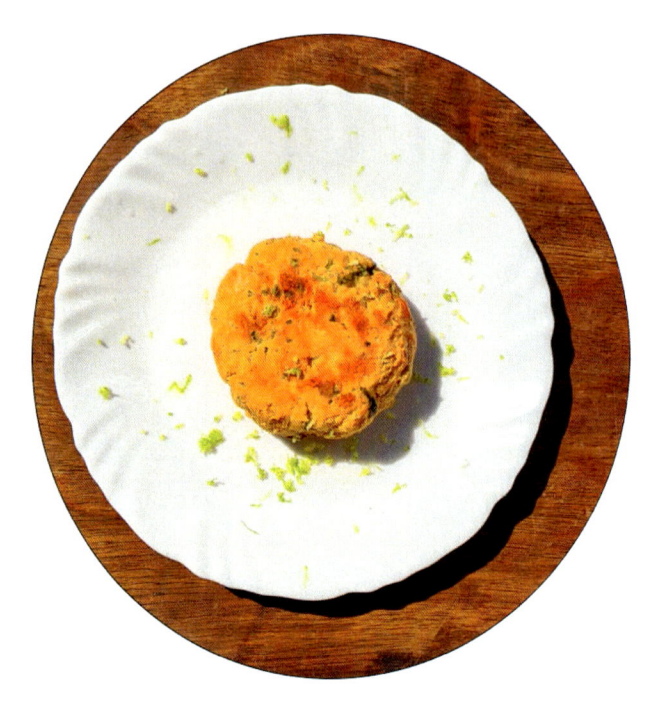

Ingredientes:

500 g de postas de tilápia sem pele;

1 ½ colher (sopa) de azeite de oliva extravirgem;

1 beterraba ralada;

Coentro a gosto.

Ingredientes para o tempero com toque de limão:

2 colheres (chá) de alho;

1 ½ colher (chá) de manjericão desidratado;

1 ½ colher (chá) de orégano desidratado;

Raspas da casca de ½ limão.

Modo de preparo:

1. Bata os ingredientes do tempero no processador, exceto as raspas da casca do limão. Armazene em um pote de vidro e misture as raspas de limão;

2. Coloque no processador a tilápia em pedaços. Transfira o peixe triturado para uma tigela, acrescente o tempero, o azeite, a beterraba ralada e o coentro picado;

3. Faça pequenas bolas, achatando levemente para formar um hambúrguer;

4. Leve a uma frigideira untada com um fio de azeite até dourar os dois lados.

Rendimento: 4 porções.

Dicas da nutri:

- O tempero de alho com toque de limão pode ser harmonizado com outras preparações, incluindo peixes, frutos do mar e frango;
- O acompanhamento pode ser de salada de hortaliças, que são fontes de fibras dietéticas que auxiliam na melhora do quadro de constipação que alguns pacientes com doença renal crônica apresentam;
- A beterraba pode auxiliar na prevenção de anemia, comumente encontrada em pacientes renais crônicos e associada a alterações cardiovasculares;
- Ao optar por essa receita, economizará 330 mg de sódio comparado com 1 ½ unidade de hambúrguer bovino industrializado;
- O consumo de peixes tem sido associado à redução de problemas cardiovasculares, que é um dos principais fatores de risco para o desenvolvimento de doença renal crônica.

Cachorro-quente vegano

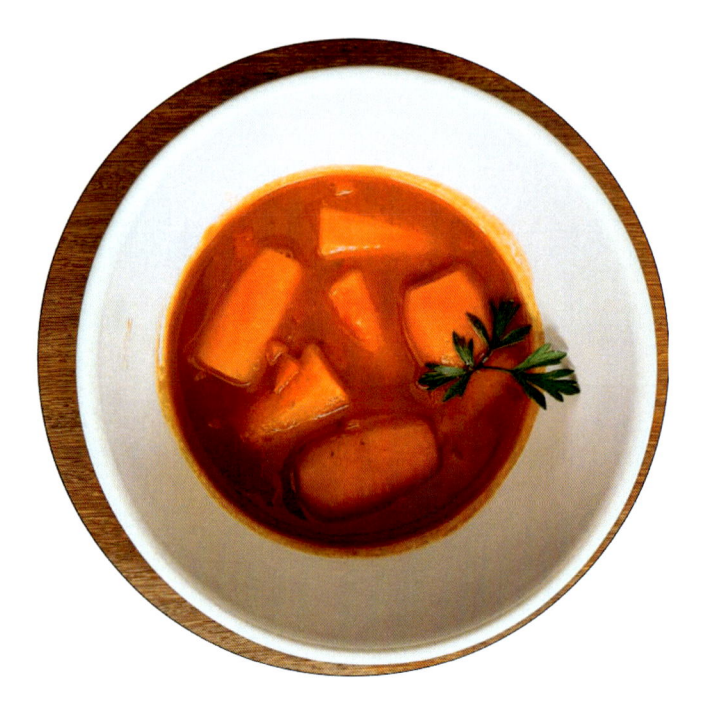

Ingredientes:

2 cenouras;

1 dente de alho picado;

2 colheres (sopa) de azeite de oliva extravirgem;

Páprica a gosto;

Cominho a gosto.

Ingredientes do molho:

3 tomates;

1 xícara (chá) de cebola picada;

1 colher (sopa) de alho picado;

½ xícara (chá) de pimentão vermelho picado;

1/2 xícara (chá) de cheiro-verde picado (opcional);

1 colher (chá) de azeite de oliva extravirgem;

Pimenta-do-reino a gosto.

Modo de preparo:

1. Cozinhe as cenouras em rodelas grossas. Em seguida, deixe de molho por 15 minutos na mistura de alho picado, páprica, cominho e óleo de azeite para incorporar sabor;

2. Grelhe as cenouras e acrescente o molho;

3. Refogue a cebola, o alho e os pimentões no azeite. Bata os tomates no liquidificador com a pimenta-do-reino e um pouco de água filtrada até dar consistência de molho de tomate;

3. Em uma panela, acrescente as cenouras e deixe o molho reduzir. Após desligar o fogo, acrescente o cheiro-verde picado.

Rendimento: 6 porções.

Dicas da nutri:

- Essa receita de salsichas veganas tem 69 mg de sódio, enquanto as salsinhas têm 1.120 mg desse micronutriente[4];
- Vale mencionar que os pães integrais têm, em média, 33% menos sódio do que os pães brancos, além de terem fibras dietéticas.

Batata-doce palha caseira

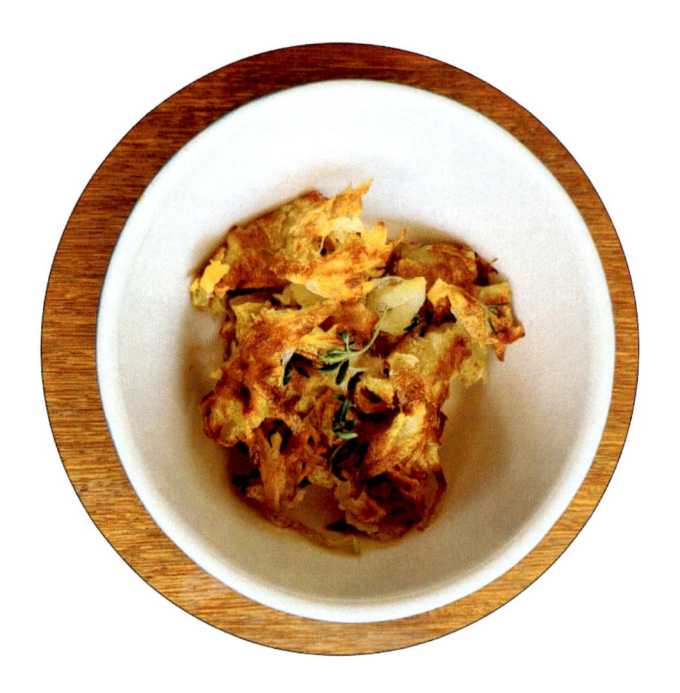

Ingredientes:

1 batata-doce sem casca;

1 colher (sopa) de azeite;

1 colher (chá) de vinagre.

Modo de preparo:

1. Lamine as batatas em fatias finas com o auxílio de um cortador ou com a faca. Coloque algumas lâminas uma em cima da outra e corte em palitos finos;

2. Adicione o vinagre em uma tigela com água filtrada, deixando as batatas de molho por 10 minutos. Despreze a água e seque bem as batatas com um pano de prato;

3. Misture as batatas com o azeite em uma forma, espalhe formando uma única camada. Deixe um espaço entre as batatas para que fiquem crocantes;

4. Asse em forno preaquecido a 230 °C por cerca de 20 minutos ou até dourar, misturando os ingredientes na metade do tempo. Aproveite!

Rendimento: 1 porção.

Dicas da nutri:

- A receita pode ser feita com batatas de outros tipos e até com mandioquinha;
- A batata palha industrializada tem 2.104 mg de sódio, ao passo que a batata-doce palha caseira tem 81 mg desse mineral. Dessa forma, você economizará 2.023 mg de sódio nessa refeição;
- Fique atento: o total de sódio ingerido por dia é composto pelo seguinte cálculo: sal da composição natural dos alimentos + sal de adição + sal dos produtos processados/ultraprocessados.

Frango à parmegiana com ervas e especiarias

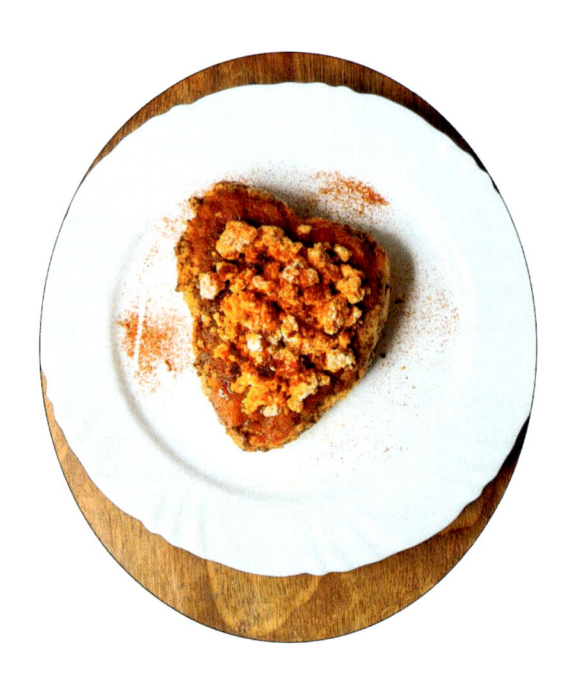

Ingredientes:

3 filés de peito de frango;

4 colheres (sopa) de farinha de amêndoas;

2 colheres (sopa) sopa de chia;

2 ovos levemente batidos;

2 dentes de alho amassados;

1 xícara (chá) de molho de tomate caseiro;

2 colheres (sopa) de ricota;

Ervas e especiarias a gosto (alecrim, manjericão, orégano, páprica, *curry* etc.).

Modo de preparo:

1. Corte os filés de frango ao meio e tempere com alho. Passe-os na mistura de farinha de amêndoas com a chia, depois, nos ovos batidos e, novamente, na mistura de farinha com chia;

2. Coloque os filés em uma forma coberta por papel manteiga e leve ao forno preaquecido por 35 minutos, virando na metade do tempo;

3. Acrescente o molho de tomate (ver receita no macarrão oriental de arroz ao sugo) e coloque o queijo por cima. Retire do forno quando o queijo derreter e finalize com as ervas e especiarias de sua preferência.

Rendimento: 4 porções.

Dicas da nutri:

- O fósforo é fundamental para o adequado funcionamento do metabolismo celular, porém, a hiperfosfatemia pode ocorrer em função da diminuição da depuração renal. O fósforo orgânico contido em alimentos naturais (leite e derivados, ovos e carnes) tem cerca de 60% de absorção, enquanto o inorgânico contido na maior parte dos aditivos alimentares tem 100% de biodisponibilidade;
- Prefira como base da alimentação os *in natura* ou minimamente processados, como frutas, legumes, verduras e preparações caseiras;
- Utilize o molho de tomate caseiro para redução do sódio;
- Dê preferência a queijos brancos e adicione ervas;
- 2 colheres de sopa de ricota contêm 69 mg de sódio. Nessa mesma quantidade, o queijo muçarela tem 166 mg, e o queijo prato, 232 mg de sódio.

Caldo de mandioca com espinafre

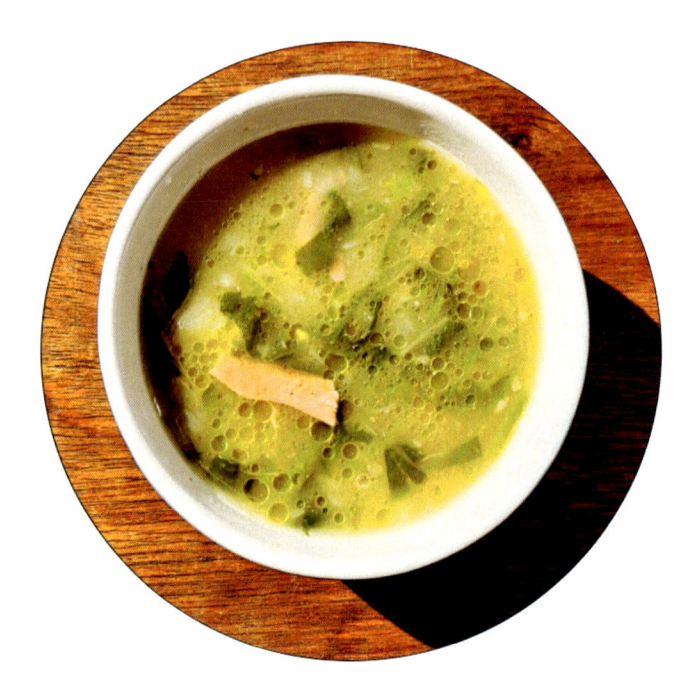

Ingredientes:

5 xícaras (chá) de mandioca picada;

½ kg de músculo bovino;

1 ½ L de água filtrada;

½ cebola média picada;

2 dentes de alho;

2 colheres (sopa) de cheiro-verde;

1 colher (sopa) de azeite de oliva extravirgem;

1 maço de espinafre picado.

Modo de preparo:

1. Em uma panela de pressão, refogue a cebola em 1 colher de sopa de azeite;

2. Acrescente a água quente, junte a mandioca e cozinhe por aproximadamente 20 minutos após pegar pressão;

3. Desligue o fogo, espere sair a pressão, junte o espinafre e cozinhe em fogo baixo até que amoleça, por cerca de 10 minutos. Acrescente o cheiro-verde picado.

Rendimento: 6 porções.

Dicas da nutri:

- Os alimentos industrializados apresentam quantidades consideráveis de sódio e alta densidade calórica. Apenas um pacote de sopa pronta de carne tem 784 mg de sódio;
- Procure fazer escolhas saudáveis: ao substituir linguiça por músculo, você deixará de consumir 3.800 mg de sódio.

SOBREMESAS

Gelatina fácil de uva

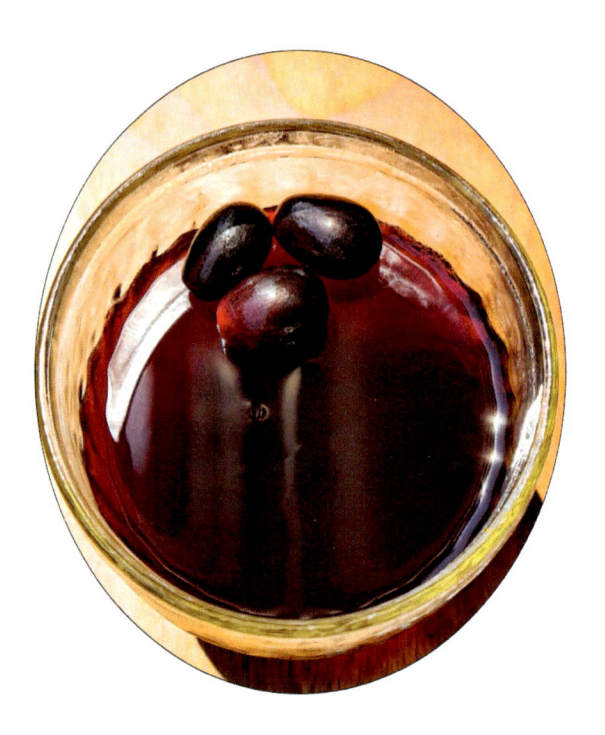

Ingredientes:

1 pacote de gelatina incolor;

200 ml de água filtrada;

300 ml de suco de uva integral.

Modo de preparo:

1. Dissolva a gelatina na água fria e deixe aquecer sem levantar fervura, misturando bem;

2. Desligue o fogo, acrescente o suco de uva e misture;

3. Despeje a gelatina em potes individuais e leve à geladeira.

Rendimento: 3 porções.

Dicas da nutri:

- Acrescente pedaços de frutas vermelhas e uvas, as quais têm baixo teor de potássio (em caso de restrição) e compostos fenólicos, com possível ação antioxidante e anti-inflamatória;
- Essa receita contém 0 mg de sódio, enquanto a gelatina de uva de pacote possui diversos aditivos químicos, elevada quantidade de açúcar e 100 mg de sódio por porção;
- Determinados produtos podem conter o recomendado de sódio para um dia, mesmo quando consumidos em pequenas quantidades.

Pudim de chia

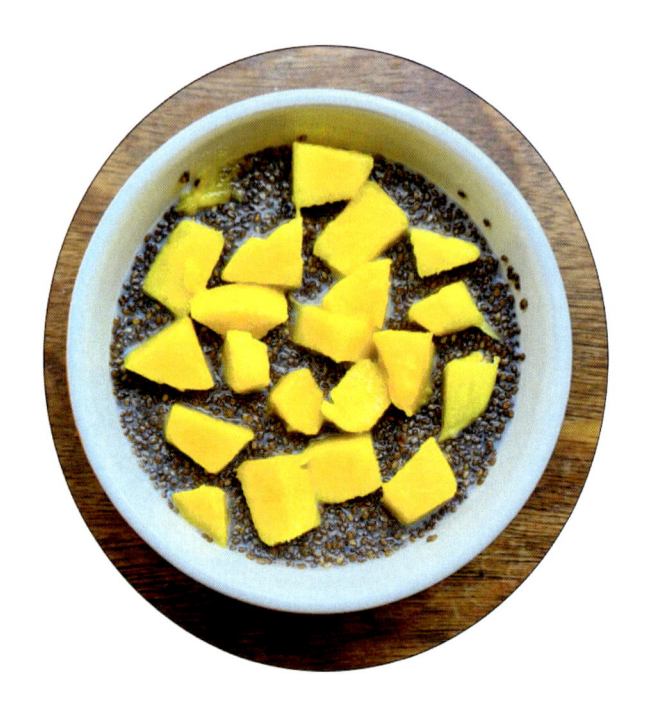

Ingredientes:

3 colheres (sopa) de chia;

200 ml de bebida vegetal de aveia;

3 gotas de essência de baunilha;

1 manga palmer.

Modo de preparo:

1. Em um recipiente de vidro que tenha tampa, coloque os grãos de chia e acrescente a bebida vegetal. Junte a essência de baunilha e misture. Corte a manga em cubinhos e acrescente ao pudim;

2. Tampe o pote e leve para a geladeira por 2 horas.

Rendimento: 2 porções.

Dicas da nutri:

- O ideal é deixar a mistura tampada na geladeira de um dia para o outro. Quando for consumir, mexa o pudim para soltar um pouco e coloque por cima mais cubinhos de manga e morangos cortados pela metade ou em pedacinhos;
- Acrescente também *goji berry* ou mirtilo, um punhado de amêndoas laminadas, hortelã picadinha a gosto e qualquer outro acompanhamento de sua preferência;
- Atenção: a carambola pode ser potencialmente tóxica para indivíduos com falência renal, em função da presença da neurotoxina caramboxina e da quantidade de oxalato.

Doce de compota de abóbora

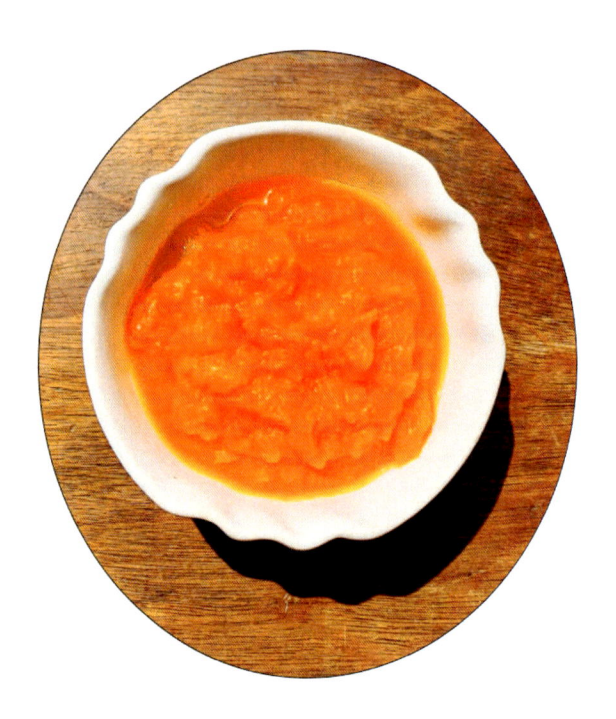

Ingredientes:

1 kg de abóbora moranga sem casca em cubos;

500 ml de água filtrada;

5 unidades de cravo-da-Índia;

1 canela em pau.

Modo de preparo:

1. Cozinhe a abóbora em água por 10 minutos. Despreze a água;

2. Misture o cravo e a canela e cozinhe por aproximadamente 40 minutos em fogo baixo. Deixe esfriar, armazene em um pote de vidro e sirva gelado.

Rendimento: 16 porções.

Dicas da nutri:

- Canela: especiaria que possui propriedades antioxidantes e ação anti-inflamatória, auxilia na redução da vontade de comer doces pelo sabor adocicado. Pode ser utilizada em doces, mingaus e chás;
- Doces de compota e doces *diet* podem conter elevadas quantidades de sódio. As versões caseiras são mais saudáveis;
- O nosso paladar é adaptável à redução da ingestão de sódio por meio de medidas simples, como usar temperos naturais, retirar o saleiro da mesa e consumir menos alimentos industrializados e ultraprocessados.

CONSIDERAÇÕES FINAIS

Ao longo dos anos, a vida nos traz surpresas de todo tipo. A alegria de viver está na íntima readaptação a esses acontecimentos inesperados. A hipertensão é um desse acontecimentos que passa a fazer parte de nosso ser, induzindo-nos a uma reprogramação para o cotidiano. Assim, a nova vida ganha novas atitudes. Dessa forma, façamos um redirecionamento de nossas mentes para um prazer maior, o da autopreservação. Ganhamos alegria de viver à medida que nos posicionamos em harmonia com nosso corpo, com a consciência de que mesmo com a hipertensão nos sentimos saudáveis. E o segredo? Nunca perder a juventude.

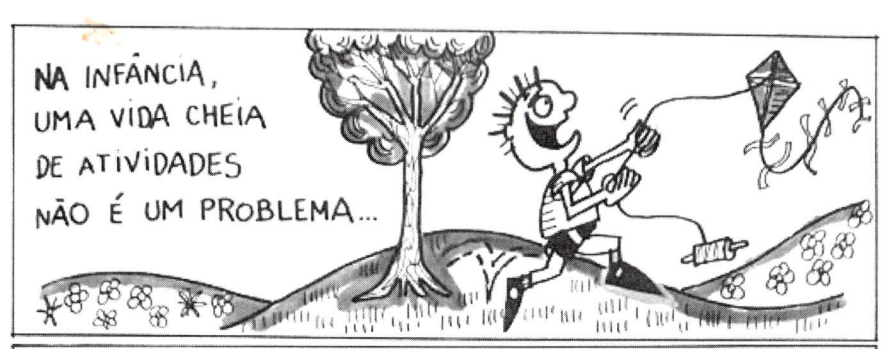

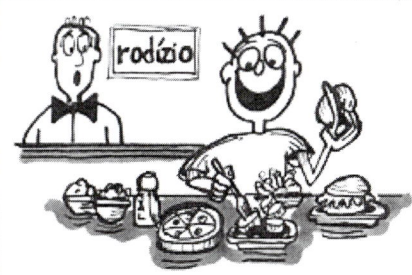

NA INFÂNCIA, UMA VIDA CHEIA DE ATIVIDADES NÃO É UM PROBLEMA...

AO LONGO DOS ANOS, A VIDA NOS TRAZ SURPRESAS...

UMA REFEIÇÃO SAUDÁVEL DEVE ACABAR <u>ANTES</u> DA SENSAÇÃO DE PLENITUDE

DIETA SAUDÁVEL, EXERCÍCIO E AUTO CONTROLE PODEM CONTRIBUIR PARA UMA NOVA VIDA

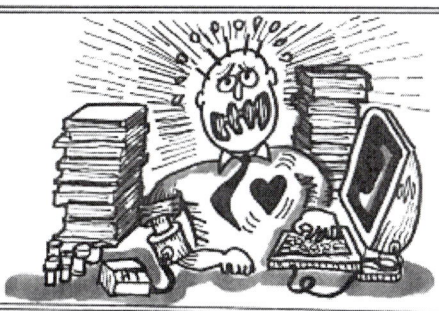

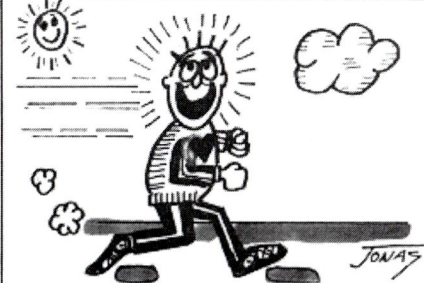

GANHAMOS ALEGRIA DE VIVER AO FICARMOS EM HARMONIA COM NOSSO CORPO

O melhor aprendizado para a conservação da sua vida saudável, em nossa opinião, com forte viés educacional, processa-se de forma heurística, como nas muitas experiências didáticas que todos nós já tivemos em nossas vidas. Nesse contexto, entendemos que a prática do bem viver se constitui na plena harmonização do nosso ser com o que nos traz saúde em sentido amplo. Assim, em todos os aspectos do nosso aprendizado acerca do equilíbrio entre as atitudes de autoconservação e do bem-estar físico e mental, encontramos o prazer de estarmos na direção da melhor qualidade de vida. Sentir-se bem é entender que devemos procurar o que nos faz bem e, no contexto desta obra, o que nos traz a convivência saudável com a hipertensão arterial, tão prevalente no mundo.

Vivendo com a hipertensão: um guia amigável para uma vida mais saudável! não é apenas um depoimento de um médico que se descobriu hipertenso, e de uma nutricionista que acompanha pacientes com esta doença, mas, sim, de profissionais de saúde engajados no dia a dia do paciente, que pode ser um de nós, hoje ou amanhã. Como médicos, nutricionistas, educadores físicos, enfermeiros e psicólogos, podemos contribuir com nosso conhecimento e com a própria vivência no tratamento de indivíduos hipertensos, à luz de suas variadas apresentações, estratégias de manejo no seu sentido amplo como equipe multidisciplinar e com o conhecimento de todas as suas consequências, muitas vezes, negligenciadas pelos pacientes hipertensos. Trata-se de uma doença crônica que pode assumir diversas direções no que tange à sua gravidade.

O *viver* que aqui propomos procura dar ao indivíduo hipertenso a noção acerca da sua necessidade crucial para que reconheça a sua doença, para que não a menospreze, mas, principalmente, para que aprenda a domá-la, tratando-a de forma adequada e adequando-se a uma nova vida de qualidade, com a consciência de que rumará para uma vida de saúde ao focar na preservação de seu próprio corpo.

O que nos traz a este depoimento é a experiência no acompanhamento de pacientes e as nossas próprias afecções, como é o caso da hipertensão. Ela existe de forma frequente em nossas vidas. Muitos indivíduos que conhecemos, como parentes próximos ou distantes, colegas de trabalho, entre outros, são hipertensos. Muitas pessoas ainda não sabem que são. Trata-se de uma doença que de fato pode nos trazer sérias consequências, caso a negligenciemos, especialmente quando sabemos que muitos indivíduos hipertensos nada sentem. Diante disso, cabe a nós trazer ao leitor um alerta para que seja sempre vigilante com seu corpo ao longo de sua vida. A hipertensão pode nos surpreender a qualquer momento.

Sejamos eternamente jovens em qualquer idade, prontos para assumir os novos desafios que a vida nos apresenta. Não chamo de sacrifício as novas propostas para as nossas rotinas comportamentais e nutricionais, às quais não estávamos afeitos. Elas são partes de um redirecionamento em nossas vidas, uma mudança de mentalidade no sentido do bem maior, o nosso bem-estar, a nossa saúde. Para tanto, não percamos a jovialidade. É com ela que aprendemos muito, seja no presente para os jovens, seja no passado para os mais maduros que aqui nos acompanham e sempre se recordam dos seus tempos mais verdes. Que estes últimos a conservem e mantenham a alegria na contemplação do mundo ao seu redor como se adolescentes fossem, curiosos e indagativos. Que possam ter a mente aberta, receptiva às mudanças, alegre, percebendo que há muito o que aprender e realizar, e, acima de tudo, exuberante em sua sede de viver, pois hoje, de forma radiante, opta pela vida, pela saúde.

Aos caros leitores, esperamos ter contribuído com nossa experiência médica e como pacientes, de forma simples e objetiva, para que todos, hipertensos ou não, possam caminhar no sentido de uma vida mais saudável, reconhecer e assumir a hipertensão e adequar-se a ela. Tornar esta uma nova relação estável de equilíbrio para o prosseguimento de suas vidas constitui o passo inicial para uma vida de qualidade.

E VIVA A VIDA!